病历书写基本规范详解

主　编　韩志海　田　光　孙慧男
编　者　（以姓氏笔画为序）
奂剑波　汪文婧　宋立成
陈丽娜　程　浩

科学出版社
北　京

内 容 简 介

本书根据《病历书写基本规范》《电子病历基本规范（试行）》等相关规范、法规编写而成，详细解读病历分类、病历书写原则及要求等内容，结合临床工作实践中的具体示例进行说明，并详细解释了医疗文书管理等相关规定。

本书可供临床医师、实习医师及病历管理人员阅读参考。

图书在版编目（CIP）数据

病历书写基本规范详解 / 韩志海，田光，孙慧男主编. —北京：科学出版社，2018. 6

ISBN 978-7-03-057705-4

Ⅰ. ①病… Ⅱ. ①韩… ②田… ③孙… Ⅲ. ①病案－书写规则 Ⅳ. ①R197.323

中国版本图书馆 CIP 数据核字（2018）第 123242 号

责任编辑：李　玫 / 责任校对：李　影

责任印制：赵　博 / 封面设计：吴朝洪

科学出版社 出版

北京东黄城根北街 16 号

邮政编码：100717

http://www.sciencep.com

北京凌奇印刷有限责任公司印刷

科学出版社发行　各地新华书店经销

*

2018 年 6 月第　一　版　开本：787×1092　1/16

2026 年 1 月第九次印刷　印张：9 3/4

字数：250 000

定价：48.00 元

（如有印装质量问题，我社负责调换）

前言 FOREWORD

病历是指医务人员在诊疗工作中形成的文字、符号、图表、影像、切片等资料的总和，包括门（急）诊病历和住院病历。病历是医务人员对全部医疗活动收集的资料进行分析、归纳、整理形成的临床医疗工作记录，反映了疾病发生、发展、转归和诊疗情况的全过程，是临床医师进行正确诊断、抉择治疗和制订预防措施的科学依据。同时，病历是具有法律效力的医疗文件，是涉及医疗纠纷和诉讼的重要依据，能够保护医患双方的合法权益。病历既是医院管理、医疗质量和业务水平的反映，也是临床教学、科研和信息管理的基本资料，还是医疗服务质量评价、医疗保险赔付参考的主要依据。因此，书写完整而规范的病历是每个医师必须掌握的一项临床基本功。

自 2010 年 3 月起，全国医疗机构施行卫生部修订完善后的《病历书写基本规范》（以下简称《规范》），以规范病历书写行为，提高病历质量，保障医疗质量和安全。此后，在结合医疗实践的新形势和新特点基础上，又对《规范》的细节进行了修订和完善。因此，根据修订后的《规范》内容，结合《中华人民共和国侵权责任法》《医疗机构病历管理规定》《电子病历基本规范（试行）》《医疗事故处理条例》相关规定，编写本书，以期为医务人员的病历书写工作提供参考。

本书内容包括病历书写基本要求，门（急）诊病历，入院记录，病程记录，处方、医嘱、辅助检查报告单、知情同意书、住院病案首页等书写要求、格式，以及病历管理与质量控制有关规定，并根据海军总医院临床工作实践情况，提供了病历示例。编写过程中参考了《病历书写规范（最新版）》及《病历书写基本规范》中的部分内容，在此谨致谢意。

由于专业背景、能力和精力所限，书中难免存在不妥之处，敬请读者指正。

韩志海　教授

中国人民解放军海军总医院

2018 年 1 月

目录 CONTENTS

第一章

病历书写基本要求

国家卫生和计划生育委员会与国家中医药管理局在《医疗机构病历管理规定（2013 年版）》第二条指出："病历是指医务人员在医疗活动过程中形成的文字、符号、图表、影像、切片等资料的总和，包括门（急）诊病历和住院病历。病历归档以后形成病案。"

该规定第四条进一步明确："按照病历记录形式不同，可区分为纸质病历和电子病历。电子病历与纸质病历具有同等效力。"

一、病历的分类及组成

1. 病历分类

（1） 按种类　分为门诊病历、门诊手册、急诊病历、急诊留观病历和住院病历。

（2）按时间　分为运行病历和出院病历。

2. 病历组成

（1）门（急）诊病历组成

1）病历首页（手册封面）。

2）病历记录。

3）化验单（检验报告）。

4）医学影像检查资料等。

（2） 住院病历组成

1）住院病案首页。

2）入院记录：分为入院记录、再次或多次入院记录、24 小时内入出院记录、24 小时内入院死亡记录。

3）病程记录：包括首次病程记录、日常病程记录、上级医师查房记录、疑难病例讨论记录、交（接）班记录、转科记录、阶段小结、抢救记录、有创诊疗操作记录、会诊记录、术前小结、术前讨论记录、麻醉术前访视记录、麻醉记录、手术记录、手术安全核查记录、手术清点记录、术后首次病程记录、麻醉术后访视记录、出院记录、死亡记录、死亡病例讨论记录、病重（病危）患者护理记录。

4）知情同意书：包括手术同意书、麻醉同意书、输血治疗知情同意书、特殊检查（特殊治疗）同意书、病危（重）通知书等。

5）医嘱单：分为长期医嘱单和临时医嘱单。

6）体温单。

7）辅助检查报告单：包括检验报告、医学影像检查报告、病理报告等各种检查报告单。

二、病历书写的原则及要求

1. *病历书写原则*　《医疗机构病历管理规定》（2013 年版）第八条指出：“医务人员应当按照《病历书写基本规范》《中医病历书写基本规范》《电子病历基本规范（试行）》《中医电子病历基本规范（试行）》要求书写病历。”

《病历书写基本规范》第三条规定，病历书写应当客观、真实、准确、及时、完整、规范，这就是病历书写的基本原则。

2. *病历书写要求*

（1）病历应按照规定的格式和内容在规定的时限内书写完成，并由相应医务人员签名。

实习医务人员、试用期医务人员书写的病历，应当经过本医疗机构注册的医务人员审阅、修改并签名。进修医务人员由医疗机构根据其胜任本专业工作实际情况认定后书写病历。

（2）病历书写应当使用蓝黑墨水或碳素墨水，需复写的病历资料可以使用蓝色或黑色油水的圆珠笔。计算机打印的病历应当符合病历保存的要求。

（3）病历书写应当使用中文，通用的外文缩写和无正式中文译名的症状、体征、疾病名称等可以使用外文。

（4）病历书写应规范使用医学术语，文字工整，字迹清晰，表述准确，语句通顺，标点正确。

（5）病历书写过程中出现错字时，应当用双线画在错字上，保留原记录清楚、可辨，并注明修改时间，修改人签名。不得采用刮、粘、涂等方法掩盖或去除原来的字迹。

上级医务人员有审查修改下级医务人员书写的病历的责任。

（6）病历书写一律使用阿拉伯数字书写日期和时间，采用 24 小时制记录。

（7）对需取得患者书面同意方可进行的医疗活动，应当由患者本人签署知情同意书。患者不具备完全民事行为能力时，应当由其法定代理人签字；患者因病无法签字时，应当由其授权的人员签字；为抢救患者，在法定代理人或被授权人无法及时签字的情况下，可由医疗机构负责人或者授权的负责人签字。

因实施保护性医疗措施不宜向患者说明情况的，应当将有关情况告知患者近亲属，由患者近亲属签署知情同意书，并及时记录。患者无近亲属的或者患者近亲属无法签署知情同意书的，由患者的法定代理人或者关系人签署知情同意书。

三、打印病历内容及要求

1. 打印病历是指应用文字处理软件编辑生成并打印的病历（如 Word 文档、WPS 文档等）。打印病历应当按照《医疗机构病历管理规定（2013 年版）》的内容录入并及时打印，由相应医务人员手写签名。

2. 医疗机构打印病历应当统一纸张、字体、字号及排版格式。打印字迹应清楚易认，符合病历保存期限和复印的要求。

3. 打印病历编辑过程中应当按照权限要求进行修改，已完成录入打印并签名的病历不得修改。

第二章

门（急）诊病历书写要求及格式

一、门（急）诊病历书写要求

目前，我国的医疗机构已基本实现门（急）诊病历系统电子化，医师在门（急）诊诊疗中，可选择手工书写病历或打印电子病历。电子病历格式与手工书写病历格式要求相似，因此，本章仅就手工书写病历做简单介绍。

1. 门（急）诊病历内容包括门（急）诊病历首页［门（急）诊手册封面］、病历记录、检验报告、医学影像检查资料等。

其中，门（急）诊病历首页［门（急）诊手册封面］应当包括患者姓名、性别、出生年月日、民族、婚姻状况、职业、住址、药物过敏史等信息。

2. 门（急）诊病历记录由接诊医师在患者就诊时完成。急诊病历书写就诊时间要求具体到分钟。

3. 门（急）诊病历书写应当使用蓝黑墨水或碳素墨水，需复写的病历资料可以使用蓝色或黑色油水的圆珠笔。计算机打印的病历应当符合病历保存的要求。

4. 门（急）诊病历记录分为初诊病历记录和复诊病历记录。

（1）初诊病历记录：书写内容应当包括就诊时间、科别、主诉、现病史、既往史、阳性体征、必要的阴性体征和辅助检查结果、诊断及治疗意见和医师签名等。

1）时间：按 24 小时制，急危重症患者记录到分钟。

2）主诉：扼要记录患者就诊的主要症状及持续时间。

3）现病史：确切记录患者此次就诊的主要病史，要重点突出（包括本次患病的起病日期、主要症状、外院诊治情况及疗效等）。

4）既往史：简要叙述与本次疾病有关的病史。

5）体格检查：一般情况，重点记录阳性体征及有助于鉴别诊断的阴性体征。

6）诊断或初步诊断：如暂不能明确，可在疾病名称后标注“？”。

7）治疗意见：包括进一步检查措施或建议，辅助检查结果；所用药品（药品名称、剂量、用法等）；出具的诊断证明书等其他医疗证明情况；向患者交代的注意事项（用药方法及疗程，预约下次门诊日期，休息方式与期限，生活饮食注意事项，随访要求等）；须向患者或家属交代的病情及有关注意事项，应记录在病历上或者签署知情同意书。对患者需做手术、特殊检查（治疗）时，应请患者及其家属知情同意后在病历上注明意见（或填写有关知情同意书）并签名，如“同意手术治疗”或“选择保守治疗，拒绝手术治疗”等。

8）医师签名。

（2）复诊病历记录：书写内容应当包括就诊时间、科别、主诉、病史、必要的体格检查和辅助检查结果、诊断、治疗处理意见和医师签名等。

1）主诉及简要病史：对同专业组、诊断明确且此次就诊为复诊的病历，可在主诉的位置写“病史同前”。现病史重点记录上次就诊后的病情变化情况、药物使用与其他治疗效果，有无药物反应，有无新的症状出现等。

2）体格检查：重点检查上次所发现的阳性体征及其变化情况，并记录新发现的体征。

3）辅助检查结果：对上次做的辅助检查报告结果加以记录。

4）诊断：无变化者可写“同上”或不写，有改变者应写新的诊断。

5）治疗处理意见及医师签名：同初诊。

5. 患者每次就诊均应书写门诊记录。第一次在某科就诊按初诊病历记录要求；随诊、复诊、取药的门诊记录按复诊病历记录要求。

6. 门（急）诊患者的化验单（检验报告）、医学影像检查资料等在检查结果出具后 24 小时内归入门急（诊）病历。

7. 法定传染病，应注明疫情报告情况。

8. 门诊患者如三次不能确诊者，经治医师应提出门诊会诊，或收入住院诊治，尽快解决诊断与治疗的问题。凡请示上级医师的事项、上级医师的诊查过程或指示，均应记录在门诊病历中。

二、门（急）诊病历格式

（一）门（急）诊病历首页［门（急）诊手册封面］格式

××省门（急）诊病历

姓　　名：__________________

性　　别：__________________

出生日期：__________________

民　　族：__________________

职　　业：__________________

婚姻状况：__________________

工作单位____________________

或 住 址：__________________

药物过敏史：________________

（二）门（急）诊初诊病历记录格式

____________医院____________科 ________年____月____日____时____分 主　诉： 现病史： 既往史： 体格检查： 辅助检查： 诊断： 诊疗意见： ____________（医师签名）

（三）门（急）诊复诊病历记录格式

____________医院____________科 ________年____月____日____时____分 主　诉： 现病史： 既往史： 体格检查： 辅助检查： 诊断： 诊疗意见： ____________（医师签名）

三、门（急）诊病历示例

（一）门（急）诊病历首页［门（急）诊手册封面］格式

××市门（急）诊病历

姓　　名：李××

性　　别：女

出生日期：1943年7月3日

民　　族：汉

职　　业：教　师

婚姻状况：已　婚

工作单位：××市××区

或 住 址：××路××号

药物过敏史：青霉素类

（二）门（急）诊初诊病历示例

××医院　急诊内　科

2016年11月20日22时14分

反复咳嗽、咳痰20年，加重伴气短2天。

患者近20年反复出现咳嗽，咳白色黏痰，多于冬春季节加重，经止咳、化痰等对症治疗后病情好转。11月18日患者受凉后上述症状再次加重，伴胸闷、气短，口服氨溴索片治疗，病情无好转，遂来我院就诊。

无冠心病、高血压病史。

体温36.8℃，脉搏92次/分，呼吸22次/分，血压126/70mmHg。呼吸急促，口唇无发绀。咽部无充血，双侧扁桃体无肿大。双肺呼吸音粗，双下肺可闻及较多痰鸣音。心界不大，心率92次/分，律齐，各瓣膜区未闻及病理性杂音。肝脾肋下未触及。双下肢无水肿。

续表

初步诊断：慢性阻塞性肺疾病急性加重

诊疗意见：1.心电图，胸部 CT。

2.血常规，动脉血气分析，肝功能，肾功能。

3.建议住院治疗（患者拒绝并签字确认）。

4.布地奈德混悬液 1mg +异丙托溴铵溶液 500μg 雾化吸入×3 天。

5.氨溴索 45mg + 0.9%氯化钠 100ml iv bid×3 天。

6.休息 3 天，3 天后复诊。

王××

（三）门（急）诊复诊病历示例

× × 医院　　急诊内　　科

2016 年 11 月 23 日 14 时 25 分

病史同前。

经上述治疗后，患者自觉症状稍好转，咳嗽减轻，痰量仍多，气短稍缓解。

一般情况同前。体温 36.4℃，脉搏 88 次/分，呼吸 20 次/分，血压 122/64mmHg。双肺呼吸音粗，双下肺可闻及痰鸣音，较前略减少。其余体征无特殊。

动脉血气分析：pH 7.38，PaO_2 78mmHg，$PaCO_2$ 48mmHg。

血 WBC 6.45×10^9/L，N 0.72。

初步诊断：同前。

诊疗意见：住院治疗。

林××

四、急诊留观记录

急诊留观记录是急诊患者因病情需要留院观察期间的记录，重点记录观察期间病情变化和诊疗措施，记录简明扼要，并注明患者去向。抢救危重患者时，应当书写抢救记录。门（急）诊抢救记录书写内容及要求按照住院病历抢救记录书写内容及要求执行。

第三章

入院记录书写要求及格式

第一节　入院记录的内容要求及书写格式

入院记录是指患者入院后，由经治医师通过问诊、查体、辅助检查获得有关资料，并对这些资料归纳分析书写而成的记录。其可分为入院记录、再次或多次入院记录、24 小时内入出院记录、24 小时内入院死亡记录。

入院记录、再次或多次入院记录应当于患者入院后 24 小时内完成；24 小时内入出院记录应当于患者出院后 24 小时内完成；24 小时内入院死亡记录应当于患者死亡后 24 小时内完成。

一、入院记录的内容要求

1. *一般情况*　包括姓名、性别、年龄（实足年龄）、民族、婚姻状况、出生地、职业、入院时间（急危重症患者应记录到分钟）、记录时间、病史陈述者。

2. *主诉*

（1）主诉是指促使患者就诊的主要症状（或体征）及持续时间。

（2）主诉应围绕主要疾病描述，简明精练，一般不超过 20 个字，能导出第一诊断。

（3）主诉一般用症状学名词，原则上不用诊断名称或辅助检查结果代替。但在一些特殊情况下，疾病已明确诊断，住院的目的是为进行某项特殊治疗（如化学治疗、放射治疗）者，可用病名，如肺腺癌 1 年，入院第 5 次化学治疗。一些无症状（或体征）的临床实验室、医学影像学检查异常结果也可作为主诉，如查体发现肺结节 2 年或发现血糖升高 6 个月。

（4）主诉症状多于一项时，应按发生时间先后顺序分别列出，一般不超过 3 个。例如，“咳嗽 3 天，发热 1 天”。在描述时间时，要尽量明确，避免用“数天” 这种含糊不清的概念。急性起病、短时间内入院时，主诉时限应以小时、分钟计算。

3. *现病史*

（1）现病史是指患者本次疾病的发生、演变、诊疗等方面的详细情况，应当按时间顺序书写。内容包括发病情况、主要症状特点及其发展变化情况、伴随症状、发病后诊疗经过及结果、睡眠和饮食等一般情况的变化，以及与鉴别诊断有关的阳性或阴性资料等。

1）发病情况：记录发病的时间、地点、起病缓急、前驱症状、可能的原因或诱因。

2）主要症状特点及其发展变化情况：按发生的先后顺序描述主要症状的部位、性质、持续时间、程度、缓解或加剧因素，以及演变发展情况。

3）伴随症状：记录伴随症状，描述伴随症状与主要症状之间的相互关系。

4）发病以来诊治经过及结果：记录患者发病后到入院前，在院内、外接受检查与治疗的详细经过及效果。对患者提供的药名、诊断和手术名称需加引号（“”）以示区别。

5）发病以来一般情况：简要记录患者发病后的精神状态、睡眠、食欲、大小便性状、体重变化等情况。

6）与本次疾病虽无紧密关系，但仍需治疗的其他疾病情况，可在现病史后另起一段予以记录。

（2）书写现病史时应注意下述几点。

1）现病史描写的内容应与主诉一致。

2）书写应注意层次清晰，尽可能反映疾病的发展和演变情况。

3）凡与本次疾病直接有关的病史，均应包括在内。

4. 既往史　是指患者过去的健康和疾病情况。内容包括既往一般健康状况、疾病史、传染病史、预防接种史、手术外伤史、输血史、食物或药物过敏史等。书写既往史时应注意下述几点。

（1）与本次疾病无紧密关系，且不需治疗的疾病情况应记录在既往史中，仍需治疗的疾病情况，可在现病史后予以记录。

（2）对患者提供的诊断、手术名称、过敏药物需加引号（“”）。

（3）手术外伤史应写明因何种疾病做何手术、手术日期、手术结果，以及外伤日期、部位、程度、诊疗及结果等。

（4）食物或药物过敏史应写明过敏原名称、发生时间、程度等。

5. 个人史，婚育史、月经史，家族史

（1）个人史：记录出生地及长期居留地，生活习惯及有无烟、酒、药物（用量及年限）等嗜好，职业与工作条件及有无工业毒物、粉尘、放射性物质接触史，有无冶游史。

（2）婚育史、月经史：婚姻状况、结婚年龄、配偶健康状况、有无子女等。女性患者记录初潮年龄、行经期天数、间隔天数、末次月经时间（或闭经年龄）、月经量、痛经及生育等情况。

（3）家族史：包括父母、兄弟、姐妹健康状况，有无与患者类似疾病，有无家族遗传倾向的疾病。如已死亡，应记录死亡原因及年龄；如系遗传病，应至少询问记录三代家庭成员，可画家系图谱表示。

6. 体格检查　应当按照系统循序进行书写。内容包括体温、脉搏、呼吸、血压，一般情况，皮肤、黏膜，全身浅表淋巴结，头部及其器官，颈部，胸部（胸廓、肺部、心脏、血管），腹部（肝、脾等），直肠肛门，外生殖器，脊柱，四肢，神经系统等。书写体格检查应注意下述几点。

（1）应全面查体，不能遗漏上述内容。心界及某些阳性体征（如肝脾大、明显的腹部包块等）必要时用图表示。

（2）必要时检查记录肛门直肠、外生殖器。

（3）与主诉、现病史相关的查体项目要重点描述，且与鉴别诊断有关的体检项目应充分记录。

（4）体检中不能用病名或症状学名词来代替体征的描述，如不可在体检中写“胸骨后进食时疼痛明显”等。

（5）记录准确，用词不能模棱两可，如不可描述为“心浊音界扩大不明显”“肝脾触及不满意”等。

7. *专科情况* 应当根据专科需要记录专科特殊情况。外科、妇产科、口腔科、眼科、耳鼻咽喉科等专科需写专科情况，主要记录与本专科有关的体征，体格检查中相应项目不必书写，只写“见专科情况”。专科检查情况应全面，详细记录与诊断及鉴别诊断有关的阳性及阴性体征。

8. *辅助检查* 指入院前所做的与本次疾病相关的主要检查及其结果。应分类按检查时间顺序记录检查结果，如是在其他医疗机构所做检查，应当写明该机构名称及检查编号。辅助检查包括血、尿、粪和其他检验、检查项目，如 X 线、CT、磁共振、心电图、超声波、肺功能、内镜、血管造影、放射性核素等特殊检查。

9. *初步诊断* 是指经治医师根据患者入院时情况，综合分析所做出的诊断。如初步诊断为多项时，应当主次分明。对待查病例应列出可能性较大的诊断。

书写诊断时，病名要规范，书写要标准。书写全面，选择好第一诊断，分清主次，顺序排列，一般是主要的、急性的、原发的、本科的疾病写在前面，次要的、慢性的、继发的、他科的疾病写在后面；并发症列于有关疾病之后，伴发症排列在最后。不要遗漏不常见的疾病和其他疾病的诊断。

诊断应尽可能包括病因诊断、病理解剖部位、病理生理诊断、疾病的分型与分期、并发症的诊断和伴发疾病诊断。有些疾病一时难以明确诊断，可用主要症状或体征的原因待诊或待查作为临时诊断，如发热原因待查、腹泻原因待查、血尿原因待查等，并应在其下注明可能性较大的疾病名称，如“发热原因待查，肺结核？”。

10. *医师签名* 由书写入院记录的经治医师签名。

二、入院记录书写格式

入　院　记　录	
姓名：	出生地：
性别：	住址：
年龄：	入院时间：
婚姻：	病史采集时间：
职业：	记录日期：
民族：	病史陈述者：

续表

<table>
<tr><td colspan="2">主诉：
现病史：
既往史：
个人史：
婚育史：
家族史：</td></tr>
<tr><td colspan="2">体　格　检　查</td></tr>
<tr><td colspan="2">辅　助　检　查</td></tr>
<tr><td>最后诊断：

上级医师 / 经治医师</td><td>初步诊断：

经治医师</td></tr>
</table>

三、入院记录示例

1. 内科入院记录示例

入　院　记　录	
姓名：李××	出生地：××省××市
性别：男	住址：××省××市××区××路××号
年龄：78 岁	入院时间：2016-5-25，17：22：34
婚姻：已婚	病史采集时间：2016-5-25，17：56：03
职业：退休工人	记录日期：2016-5-25，20：14：22
民族：汉	病史陈述者：本人

续表

主诉：反复咳嗽、咳痰、喘息10年余，加重3天。

现病史：患者缘于2006年春季起受凉后反复咳嗽，咳大量白痰，前往××社区医院就诊，查胸片示肺纹理增粗，给予头孢类抗生素抗感染治疗后症状逐渐缓解。2006年秋季患者受凉后再次发作上述症状，伴喘息，活动后症状加重，症状于抗感染治疗后1个月逐渐缓解。此后上述症状于冬春季节反复发作，每年发作时间约3个月，喘息症状逐渐加重，平地行走时常因呼吸困难而停下休息，休息后可缓解，咳痰量逐渐增多，每次抗生素抗感染治疗的时间加长。2010年12月患者受凉后再次发作胸闷、喘息，伴明显咳嗽，咳大量白痰，夜间咳嗽症状重，就诊于人民医院体检时，查胸片示肺纹理增粗、紊乱，查肺功能示残气量增高，使用支气管扩张药后 $FEV_1/FVC<0.70$，$FEV_1\%$预计值=75%，诊断为慢性阻塞性肺疾病，建议戒烟，长期家庭氧疗及常规使用茶碱缓释片治疗，患者依从性不佳，未规律用药，症状仍有反复发作。2012年起患者受凉后出现发热，伴咳嗽、咳痰、喘息，日常活动明显受限，不能自理，口唇发绀，家属送往××市人民医院急诊，查血气分析示“Ⅱ型呼吸衰竭”，查肺功能示给予无创机械通气治疗，以及平喘、化痰、抗感染治疗，患者症状改善，出院后长期家庭氧疗，仍未戒烟，2013～2015年曾反复住院多次。2016年5月22日患者受凉后再次出现咳嗽，咳大量黄痰，伴喘息，穿衣服时即可导致症状加重，夜间平卧后症状加重，自行口服茶碱及头孢呋辛，症状未缓解。今日就诊于我院急诊，查血常规示白细胞 9.87×10^9/L，中性粒细胞百分比0.90，查血气分析示动脉血二氧化碳分压75mmHg，动脉血氧分压55mmHg，动脉血氧饱和度89%，查肺CT示双肺散在斑片影，多发疱性气肿。为进一步治疗，急诊以“慢性阻塞性肺疾病急性发作、Ⅱ型呼吸衰竭”收住我科。自发病以来，患者精神状态差，饮食、睡眠不佳，二便正常。

既往史：2010年于××市人民医院体检时查血糖示12mmol/L，查糖化血红蛋白示8%，此后多次测量随机血糖均高于11mmol/L,于该医院内分泌科确诊为2型糖尿病，长期规律口服二甲双胍，未规律监测血糖；2011年于情绪激动后出现头痛、头晕，自测血压190 / 100mmHg，此后多次非同日测血压波动于140～200/70～110mmHg，长期规律口服“络活喜”，自诉收缩压波动于130～150mmHg。否认冠状动脉粥样硬化性心脏病、慢性肾病等病史，否认肝炎、疟疾、结核等传染病史，否认外伤、手术、输血史，否认青霉素、头孢、磺胺等药物及食物过敏史，预防接种史随当地政策进行。

个人史：出生于北京，长期生活于当地，否认疫源地、疫水接触史，否认放射、毒物接触史，否认毒品、药品依赖史，否认冶游史，自诉吸烟史50余年，约20支/天，尚未戒烟，否认酗酒史。

婚育史：适龄婚育，育有2子2女，爱人及子女体健。

家族史：父母去世，死因不详，无兄弟姐妹，否认家族中有高血压、糖尿病等遗传病史。

续表

体 格 检 查

体温：38℃　　脉搏：88次／分　　呼吸：22次／分　　血压：160／90mmHg

发育正常，营养中等，轮椅入院，神志清楚，精神烦躁，查体欠合作。全身皮肤黏膜未见黄染及出血点，浅表淋巴结未触及肿大。头颅无畸形。眼睑无水肿，球结膜轻度水肿，两侧瞳孔等大、等圆，对光反射灵敏。鼻无畸形，通气良好。外耳道无脓性分泌物。口唇发绀，伸舌居中，扁桃体无肿大，咽部充血。颈部活动自如，无颈静脉怒张，气管居中。呼吸系统详见专科查体。心前区无隆起，剑突下可见心尖搏动，范围较弥散。未触及细震颤。心界叩不出，心率 88 次／分，律齐，各瓣音区未闻及病理性杂音。腹平软，全腹无压痛及反跳痛，肝肋缘下 2cm，剑突下 3cm，质韧，边缘钝，无触痛；脾未触及。移动性浊音（－）。肠鸣音正常。肛门、直肠、外生殖器未查。脊柱、四肢无畸形，运动无障碍，关节无红肿，无杵状指、趾，双下肢膝关节下呈凹陷性水肿。腹壁反射、肱二头肌、肱三头肌、膝腱、跟腱反射正常，巴宾斯基征、脑膜刺激征未引出。

专科查体：桶状胸，肋间隙增宽。双肺呼吸动度正常，语颤减弱，未触及胸膜摩擦感，叩诊过清音。双肺呼吸音粗，双下肺未闻及干和湿啰音。

辅 助 检 查

2016-5-25 血常规：白细胞9.87×10^9/L，中性粒细胞百分比0.90。

2016-5-25 动脉血气分析：血二氧化碳分压75mmHg，血氧分压55mmHg，动脉血氧饱和度89%。

2016-5-25 肺CT：双肺散在斑片影，多发疱性气肿。

最后诊断：

初步诊断：

1. 慢性阻塞性肺疾病急性加重

Ⅱ型呼吸衰竭

2. 2型糖尿病

3. 高血压病3级 极高危

××

2. 外科入院记录示例

入 院 记 录	
姓名：郑××	出生地：××省××市
性别：男	住址：××省××市××区××路××号
年龄：52岁	入院时间：2016-9-4，10：06：19
婚姻：已婚	病史采集时间：2016-9-4，10：24：57
职业：公务员	记录日期：2016-9-4，11：45：11
民族：汉	病史陈述者：本人

主诉：胰周脓肿引流术后6个月，腹胀1个月。

现病史：患者2015年12月1日因上腹部疼痛于当地医院诊断为“急性胰腺炎，胆囊结石”，转入××医院行抑酸、抗感染、抑制胰腺分泌等治疗。患者病情加重，腹部CT示胰周坏死，脓肿形成；先后于2016年1月7日和2016年1月29日行腹膜后脓肿切开引流术和胰周脓肿冲洗置管引流术，术后予以营养支持、抑酸、抗感染治疗后好转出院。1个月前患者再次出现腹胀、上腹部不适等症状，无恶心、呕吐，无反酸、嗳气，无咳嗽、咳痰，无寒战、发热，无皮肤巩膜黄染，2016年8月31日复诊于××医院，腹部CT提示胰腺体尾部异常，考虑包裹性积液或假性脓肿形成。为进一步诊治来我院，门诊以“胰腺假性囊肿，胰周脓肿引流术后，胆囊结石”收住我科。患者目前精神状态良好，体力正常，食欲正常，睡眠正常，体重无明显变化，二便正常。

既往史：否认肝炎、结核、疟疾等传染病史；否认高血压、冠心病史，发现血糖升高6个月；否认脑血管疾病、精神疾病史；1年前曾因右侧肱骨骨折行骨折复位内固定术；否认输血史，否认药物、食物过敏史；预防接种史不详。

个人史：出生于原籍，长期于当地生活，否认疫源地、疫水接触史，否认矿山、高氟区、低碘区居住史，否认放射、毒物接触史，否认毒品、药品依赖史，否认冶游史，否认吸烟及酗酒史。

婚育史：适龄婚育，育有1子2女，爱人及子女体健。

家族史：父母去世，死因不详，无兄弟姐妹，否认家族中有高血压、糖尿病等遗传病史。

续表

<table>
<tr><td colspan="2" align="center">体 格 检 查</td></tr>
<tr><td colspan="2">体温：37℃　　脉搏：88次 / 分　　呼吸：16次 / 分　　血压：120 / 90mmHg
发育正常，营养中等，轮椅入院，神志清楚，精神状态正常，查体合作。全身皮肤黏膜未见出血点，浅表淋巴结未触及肿大。头颅无畸形。眼睑无水肿，球结膜无水肿，两侧瞳孔等大、等圆，对光反射灵敏。鼻无畸形，通气良好。外耳道无脓性分泌物。口唇发绀，伸舌居中，扁桃体无肿大，咽部充血。颈部活动自如，无颈静脉怒张，气管居中。呼吸系统详见专科查体。心前区无隆起，剑突下可见心尖搏动，范围较弥散。未触及细震颤。心界叩不出，心率88次/分，律齐，各瓣音区未闻及病理性杂音。肛门、直肠、外生殖器未查。脊柱、四肢无畸形，运动无障碍，关节无红肿，无杵状指、趾，双下肢膝关节下呈凹陷性水肿。腹壁反射、肱二头肌、肱三头肌、膝腱、跟腱反射正常，巴宾斯基征、脑膜刺激征未引出。
专科检查：皮肤巩膜无黄染，腹部平坦，无腹壁静脉曲张，左侧腹壁可见一条长约6cm的横行切口，切口有一引流管引出，腹部柔软，上腹轻压痛，无反跳痛，腹部无包块，肝脏未触及，脾脏未触及，墨菲征阴性，肾脏无叩击痛，移动性浊音未查出，肠鸣音正常。</td></tr>
<tr><td colspan="2" align="center">辅 助 检 查</td></tr>
<tr><td colspan="2">2016-8-31 腹部CT：胰腺体尾部异常，考虑包裹性积液或假性脓肿形成。</td></tr>
<tr><td>最后诊断：</td><td>初步诊断：
1. 胰腺假性囊肿
胰腺脓肿引流术后
2. 胆囊结石

××</td></tr>
</table>

3. 妇科入院记录示例

入 院 记 录

姓名：叶××	出生地：××省××市
性别：女	住址：××省××市××区××路××号
年龄：39 岁	入院时间：2016-12-6，09：23：37
婚姻：已婚	病史采集时间：2016-12-6，09：40：29
职业：职员	记录日期：2016-12-6，11：07：02
民族：汉	病史陈述者：本人

主诉：宫颈鳞癌ⅠB1 期一程先期化学治疗后。

现病史：患者平素月经规律，$\frac{4}{24\sim25}$2016 年 10 月 19 日，量中，无痛经。诉于 3 个月前出现 1 次阴道接触性出血，量少，未在意；于 9 月 20 日再次出现接触性出血，量少，色鲜红，无下腹疼痛不适，9 月 21 日就诊当地医院，行 TCT、阴道镜检查考虑为慢性宫颈炎。为进一步诊治来我院，门诊行子宫附件超声检查印象：①宫颈内低回声区（血供丰富），请结合相关病理检查；②左卵巢囊肿，良性可能性大；③右附件区囊性结构，输卵管积液可能性大。进一步宫颈活检，病检回报：（宫颈 3 点、6 点、9 点、12 点）高级别鳞状上皮内病变（HSIL/CIN3 级）并累及腺体，其中（12 点）局部可见浸润。免疫组化结果：Ki-67（+），p16（+）。超声提示：宫颈内范围约 2.9cm×2.3cm×3.0cm，边界欠清，CDFI 示其内可见丰富血流信号，低回声区。住院后考虑包块较大，可行先期化学治疗，待包块缩小后再行手术治疗。于 2016 年 11 月 10 日给予紫杉醇 240mg+顺铂 100mg 静脉注射，同时给予保肝止吐等对症治疗。此次患者化学治疗后 26 天再次入院，门诊以“宫颈癌ⅠB1 期”收住院，患者神志清，精神可，饮食睡眠可，大便正常，小便次数增多 3 年，化学治疗后小便次数更加频数（20 余次/天），体重无明显变化。

既往史：2012 年因“继发不孕症”行“腹腔镜盆腔粘连分离术+输卵管修复整形术”，否认肝炎、结核、疟疾等传染病史，否认高血压、心脏病病史，否认糖尿病、脑血管疾病、精神疾病病史，否认外伤史，否认输血史，否认药物、食物过敏史，预防接种史不详。

个人史：生长于原籍，无疫区、疫情、疫水居住史，无牧区、矿山、高氟区、低碘区居住史，无化学性物质、放射物、毒物接触史，无毒品接触史，无吸烟史，无饮酒史。

育史：已婚，33 岁初婚。孕 2 产 0。2 次人流。

家族史：父母健在，父亲体健，母亲患有糖尿病，兄弟姐妹 3 人均体健，家族中无传染病及遗传病史。

续表

<table>
<tr><td colspan="4" align="center">体 格 检 查</td></tr>
<tr><td colspan="4">体温：36.9℃　　脉搏：84次/分　　呼吸：18次/分　　血压：120/86mmHg
发育正常，营养良好，正常面容，表情自然，自主体位，神志清醒，查体合作。全身皮肤黏膜正常，无黄染，无皮疹、皮下出血、皮下结节、瘢痕，毛发分布均匀，皮下无水肿，无肝掌、蜘蛛痣。全身浅表淋巴结无肿大及压痛，头部正常，无畸形，眼睑无水肿、下垂及闭合不全，结膜正常，眼球正常，巩膜无黄染，双侧瞳孔等大等圆，直径约为3mm，对光反射正常，外耳道通畅，无异常分泌物，乳突无压痛，无听力初试障碍，嗅觉正常。口唇无发绀，口腔黏膜无异常，舌苔正常，伸舌无震颤、偏斜，牙龈正常，咽部黏膜正常，扁桃体无肿大，颈软，无抵抗，颈动脉搏动正常，颈静脉正常，气管居中，肝颈静脉回流征阴性，甲状腺正常，无压痛、震颤、血管杂音。胸廓正常无畸形，胸骨无叩痛，双侧乳房对称，无异常。呼吸运动正常，肋间隙正常，语颤正常。叩诊清音，呼吸规整，双肺呼吸音清，未闻及干湿啰音及胸膜摩擦音，心前区无隆起，心尖搏动正常，心浊音界正常，心率84次/分，律齐，各瓣膜听诊区未闻及杂音，无心包摩擦音，腹平坦，无腹壁静脉曲张，下腹可见腹腔镜小切口。腹部柔软，无压痛、反跳痛，腹部无包块。肝脏未触及，脾脏未触及，墨菲征阴性，肾脏无叩击痛，无移动性浊音。肠鸣音正常，4次/分。肛门生殖器见专项检查。脊柱正常生理弯曲，四肢活动自如，无畸形、下肢静脉曲张、杵状指（趾），关节正常，双下肢无水肿。四肢肌力、肌张力未见异常，双侧肱二、三头肌腱反射正常，双侧膝、跟腱反射正常，双侧巴宾斯基征阴性。</td></tr>
<tr><td colspan="4" align="center">专 科 检 查</td></tr>
<tr><td colspan="4">外阴：已婚型，发育正常。
阴道：畅，黏膜正常，无异味。
宫颈：宫颈光滑，宫软，触血（-），宫旁组织未见异常。
子宫：后位，规则，正常大小，未扪及结节，无压痛，活动度可。
双附件：未扪异常。
三合诊：直肠黏膜软，未扪及包块及质硬结节，子宫直肠窝未扪及包块，无触痛。</td></tr>
<tr><td colspan="4" align="center">辅 助 检 查</td></tr>
<tr><td colspan="4">2016-12-6 血常规：白细胞5.42×10^9/L，中性粒细胞百分比0.74。</td></tr>
<tr><td colspan="2">最后诊断：</td><td colspan="2">初步诊断：宫颈鳞癌ⅠB1期
王××</td></tr>
</table>

4. 儿科入院记录示例

入　院　记　录	
姓名：陈××	出生地：××省××市
性别：男	住址：××省××市××区××路××号
年龄：4 岁	入院时间：2016-1-7，14：35：50
婚姻：未婚	病史采集时间：2016-1-7，14：48：22
职业：无	记录日期：2016-1-7，16：07：09
民族：汉	病史陈述者：患儿父母

主诉：发热、咳嗽 5 天。

现病史：患儿 5 天前受凉后出现发热，体温最高 39℃，热峰 4 次 / 天，发热时伴头痛、咽痛，无寒战、惊厥、皮疹，伴咳嗽，有痰不易咳出，夜间咳嗽明显，无犬吠样咳嗽及鸡鸣样尾声，有轻微喘息，无恶心、呕吐、腹泻，无尿频、尿痛、尿急，无关节痛等不适，2016 年 1 月 2 日就诊于我院门诊，化验血常规示白细胞计数 11.6×10^9/L、中性粒细胞 0.72，淋巴细胞 0.16，单核细胞 0.11，血小板正常、CRP 测定 3.0mg/dl，考虑“支气管肺炎”，拟给予头孢曲松，患儿头孢皮试阳性，给予阿奇霉素静脉滴注 3 天，患儿目前仍有发热，热峰 4～5 次/天，体温最高 39℃，咳嗽较之前加重，痰多，不易咳出，为进一步治疗于我院门诊以“支气管肺炎”收住入院。患儿自发病以来，精神反应尚可，体力一般，食欲正常，睡眠正常，体重无明显变化，二便正常。

既往史：有湿疹病史；否认肝炎、结核、疟疾等传染病史，否认高血压、心脏病史；否认糖尿病、脑血管疾病、精神疾病病史；否认手术史，否认输血史，否认药物、食物过敏史，预防接种史不详。

个人史：第一胎第一产，剖宫产娩出，否认生后窒息缺氧史，生于北京东城区，久居于本地，无疫区、疫情、疫水居住史，无牧区、矿山、高氟区、低碘区居住史，无化学物质、放射物、毒物接触史。

家族史：父母健在，均体健，无兄弟姐妹，家族中无遗传病史。

续表

体 格 检 查	
体温：38℃　　脉搏：120次/分　　呼吸：21次/分　　血压：108/64mmHg 发育中等，营养一般，神志清楚，精神不振，眼球转动灵活。急性病容，面部潮红，呼吸急促，鼻翼轻度扇动，口周无发绀。皮肤黏膜无黄染，未见皮下出血、花纹、皮疹及紫斑。皮肤弹性好，皮下脂肪1cm。双侧颌下可触及2个花生米大小的淋巴结，活动度大，质地软，无触痛。腋下及腹股沟等浅表淋巴结未触及。头颅大小正常，方颅，头发干黄，较稀疏，可见枕后秃发，前囟已闭合。眼睑无水肿，结膜无充血，巩膜无黄染，双侧瞳孔正常大小、等大等圆，对光反射存在。鼻通气良好，未见分泌物。双侧耳郭无畸形，外耳道未见异常及分泌物，听力正常。口腔黏膜光滑，未见疱疹及溃疡。出牙12颗，无龋齿。咽部充血，扁桃体Ⅰ度肿大，无分泌物和假膜，无声音嘶哑，悬雍垂居中。颈部对称，软，无颈静脉怒张。胸廓对称，无畸形，可见串珠肋、郝氏沟，胸骨略隆起，无三凹征。两侧呼吸运动对称，呼吸较快，两侧语颤正常，无胸膜摩擦音。两肺叩诊音稍浊，均闻及散在的中小湿啰音，以肺底部为甚。心前区无隆起，心尖搏动在左侧第5肋间锁骨中线上，搏动范围约25cm，较强。心前区无震颤，心率120次/分，心音有力，律整，心尖部可闻及2/6级柔和的收缩期杂音，不传导，未听到心包摩擦音，A2＞P2。腹稍膨隆，两侧对称，未见胃肠蠕动波，脐部无膨出。腹软，未触及包块，无压痛及反跳痛。肝右肋缘下15cm，剑突下1cm，边锐、质软，无触痛。脾未触及。叩鼓音，肠鸣音正常。肛门无异常。男性外生殖器，双侧睾丸已降入阴囊中。脊柱、四肢无畸形，运动正常，骶部无包块，四肢活动自如，各关节无红肿，未见杵状指（趾）。腹壁、肱二头肌、肱三头肌、膝腱、跟腱反射正常，巴宾斯基征、脑膜刺激征阴性。	
辅 助 检 查	
2016-1-7 血常规：白细胞计数12.4×10^9/L，中性粒细胞0.764，淋巴细胞0.164，单核细胞0.059。	
最后诊断：	初步诊断：支气管肺炎 ××

第二节　再次或多次入院记录书写要求及格式

一、再次或多次入院记录书写要求

1. 再次或多次入院记录，是指患者因同一疾病再次或多次入住同一医疗机构时书写的记录。

2. 在患者入院后24小时内由经治医师完成。

3. 要求及内容基本同入院记录。主诉是记录患者本次入院的主要症状（或体征）及持续时间；现病史中要求首先对本次住院前历次有关住院诊疗经过进行小结，然后再书写本次入院的现病史。

4. 既往史、个人史、月经史、婚育史、家族史可以从略，只补充新的情况，但需注明“参阅前次病历”。

5. 如因新发疾病而再次住院，则需按入院记录的要求及格式书写，并将过去的住院诊断列入既往史中。

二、再次或多次入院记录格式

<table>
<tr><td colspan="2" align="center">第×次入院记录</td></tr>
<tr><td>姓名：</td><td>出生地：</td></tr>
<tr><td>性别：</td><td>住址：</td></tr>
<tr><td>年龄：</td><td>入院时间：</td></tr>
<tr><td>婚姻：</td><td>病史采集时间：</td></tr>
<tr><td>职业：</td><td>记录日期：</td></tr>
<tr><td>民族：</td><td>病史陈述者：</td></tr>
<tr><td colspan="2">主诉：
现病史：
既往史：
个人史：
婚育史：
家族史：</td></tr>
<tr><td colspan="2" align="center">体 格 检 查</td></tr>
<tr><td colspan="2" align="center">辅 助 检 查</td></tr>
<tr><td>最后诊断：
上级医师/经治医师</td><td>初步诊断：
经治医师</td></tr>
</table>

第三节　24 小时内入出院记录书写要求及格式

一、24 小时内入出院记录书写要求

1. 患者入院后不足 24 小时出院的，可以书写 24 小时内入出院记录。

2. 在患者出院后 24 小时内由经治执业医师书写完成。

3. 内容包括患者姓名、性别、年龄、职业、入院时间、出院时间、主诉、入院情况、入院诊断、诊疗经过、出院情况、出院诊断、出院医嘱、医师签名等。

4. 如已书写完成入院记录，可按一般住院患者的病历书写格式书写相关病历内容。

5. 患者入院超过 8 小时出院者，需在患者入院 8 小时内完成首次病程记录。

二、24 小时内入出院记录格式

24 小时内入出院记录

姓名：	性别：
年龄：	职业：
入院时间：	出院时间：

主诉：

入院情况：

入院诊断：

诊疗经过：

出院情况：

出院诊断：

出院医嘱：

（医师签名）

三、24小时内入出院记录示例

24 小时内入出院记录

姓名：赵××	性别：男
年龄：36 岁	职业：环卫工人
入院时间：2016-3-22，08：44：41	出院时间：2016-3-22，14：07：52

主诉：大便次数增加伴腹痛 2 个月，加重 1 个月。

入院情况：患者 2 个月前无明显诱因出现大便次数增加， 2～3 次 / 天，为成形黄绿色软便，大便变细，偶有大便质稀，不成形，伴有下腹部隐痛，偶有腹胀，夜间加重，排便后腹痛可缓解，无发热，无里急后重感，无黏液脓血便，无恶心、呕吐，无反酸、胃灼热，无早饱、嗳气，无黄疸及皮肤黄染，就诊于我院门诊，考虑肠道菌群失调，给予相关药物治疗后（具体药物不详），症状无明显缓解。1 个月前腹痛症状加重，现为进一步诊治就诊于我院。查体：体温 36.0℃，呼吸 20 次/分，脉搏 80 次/分，血压 145/95mmHg。神志清醒，精神状态尚可，双肺呼吸音清，未闻及明显干湿啰音，心律齐，心率 80 次/分，各瓣膜区无听诊杂音，无心包摩擦音，腹软，无压痛、反跳痛及肌紧张，肝脾肋下未触及，麦氏点无压痛，肠鸣音正常，双下肢无水肿。

入院诊断：大便次数增加原因待查，即慢性细菌性痢疾？慢性肠炎？感染相关性腹泻？消化道恶性肿瘤？

诊疗经过：患者入院后给予二级护理，易消化饮食，完善心电图检查未见异常，建议继续完善粪便培养、腹部超声、血常规、生化等化验及检查，患者因个人原因拒绝检查并要求出院，请示上级医师后准予办理。

出院情况：患者一般状况可，未诉特殊不适。查体：双肺呼吸音清，未闻及干湿啰音及哮鸣音，心律齐，各瓣膜区未闻及病理性杂音及心包摩擦音，腹软，无压痛、反跳痛及肌紧张，肝脾肋下未触及，麦氏点无压痛，肠鸣音正常，双下肢无水肿。

出院诊断：大便次数增加原因待查，即慢性细菌性痢疾？慢性肠炎？感染相关性腹泻？消化道恶性肿瘤？

出院医嘱：门诊完善相关检查，建议继续治疗。

李××

第四节　24小时内入院死亡记录书写要求及格式

一、24小时内入院死亡记录书写要求

1. 患者入院不足24小时死亡的，可以书写24小时内入院死亡记录。

2. 在患者死亡后24小时内由经治执业医师书写完成。

3. 内容包括患者姓名、性别、年龄、职业、入院时间、死亡时间、主诉、入院情况、入院诊断、诊疗经过（抢救经过）、死亡原因、死亡诊断、医师签名等。

4. 如已书写完成入院记录，可按一般住院患者的病历书写格式书写相关病历内容。

5. 患者入院超过8小时死亡者，需在患者入院8小时内完成首次病程记录。

二、24小时内入院死亡记录格式

24小时内入院死亡记录

姓名：	性别：
年龄：	职业：
入院时间：	出院时间：

主诉：

入院情况：

入院诊断：

诊疗经过（抢救经过）：

死亡原因：

死亡诊断：

（医师签名）

三、24 小时内入院死亡记录示例

<table>
<tr><td colspan="2" align="center">24 小时内入院死亡记录</td></tr>
<tr><td>姓名：钱××</td><td>性别：男</td></tr>
<tr><td>年龄：72 岁</td><td>职业：退休工人</td></tr>
<tr><td>入院时间：2016-11-28，21：53：07</td><td>死亡时间：2016-11-29，01：41：11</td></tr>
<tr><td colspan="2">
主诉：腹胀 2 个月，呕血、黑便 2 小时。

入院情况：患者于 2 个月前因腹胀于我院住院，诊断为“酒精性肝硬化失代偿期、肝性脑病、腹水、低蛋白血症、冠状动脉粥样硬化性心脏病”，给予对症治疗，症状缓解出院。4 小时前进食过程中突发恶心，伴呕吐，呕出鲜红色血液约 200ml，伴腹胀、躁动、大汗，家属紧急送往我院急诊，途中排出黑便约 200ml。入院查体：体温 37.6℃，脉搏 110 次 / 分，呼吸 24 次 / 分，血压 91/40mmHg，嗜睡状态，结膜苍白，巩膜无黄染，双侧瞳孔等大、等圆，对光反射迟钝。口唇发绀，双肺呼吸音粗，可闻及喘鸣音，心律绝对不齐，心音强弱不等，腹部膨隆，肠鸣音活跃，约 10 次 / 分。双下肢无水肿，颈静脉无怒张。辅助检查：（2016 年 11 月 28 日 21 时 20 分，我院急诊）血常规：红细胞计数 2.4×10^9/L，血细胞比容 0.29，血红蛋白 93g/L，血小板计数 87×10^9/L；血型 B 型，Rh 阳性；血生化：白蛋白 26g/L，总胆红素 55.8mmol/L，尿素氮 13.68mmol/L；腹部超声示腹腔大量积液，肝硬化，门静脉高压，脾轻度肿大。胃内容物隐血阳性。

入院诊断：上消化道出血、酒精性肝硬化失代偿期、腹水、低蛋白血症、冠状动脉粥样硬化性心脏病、陈旧性心肌梗死、心律失常、心房纤维性颤动、慢性支气管炎。

诊疗经过（抢救经过）：患者入院后行心电监护，持续低流量吸氧，给予止血、抑酸、扩容等治疗。23 时 16 分患者憋喘明显，心电监护示血氧饱和度 80%，肺部听诊广泛湿啰音及哮鸣音，急行电子支气管镜检查，镜下见食物残渣及血液，予以吸引，查血气分析示动脉血氧分压 40mmHg，动脉血二氧化碳分压 70mmHg，动脉血氧饱和度 70%，动脉血乳酸 3.4 mmol/L，告知患者家属其病情危重，家属拒绝气管插管及深静脉置管等有创治疗措施，要求药物保守治疗。0 点 37 分，患者再次呕出鲜红色血液 300ml，呼吸浅慢，心电图示室性心动过速，血压 70/300mmHg，血氧饱和度测不出。维持补液、升压等治疗，患者症状无改善。01 点 06 分，患者心电图示心室颤动，血压测不出，立即予以胸外心脏按压，准备好除颤器后给予 300J 电除颤，无效，静脉推注肾上腺素 1mg，利多卡因 75mg，
</td></tr>
</table>

续表

再次300J电除颤，仍无效，很快出现心电静止，继续胸外心脏按压，辅助通气，重复静脉推注肾上腺素等药物，心电监护持续直线，抢救35分钟无效，于××时××分临床死亡。王××主任医师、高××主治医师、李××住院医师、王××主管护师、张××护士参加了抢救。患者儿子抢救时在场，拒绝做尸解并签署知情同意书。 死亡原因：上消化道出血。 死亡诊断：上消化道出血、酒精性肝硬化失代偿期、腹水、低蛋白血症、冠状动脉粥样硬化性心脏病、陈旧性心肌梗死、心律失常、心房纤维性颤动、慢性支气管炎。 李××

第五节 入院病历书写要求及格式

一、入院病历书写要求

1. 入院病历（大病历）由实习医师、试用期医师书写，经本医疗机构注册的医务人员审阅、修改并签名。

2. 入院病历应于患者入院后24小时内完成。

3. 实习医师、试用期医师书写入院病历前的询问病史和体格检查，应在临床带教教师、指导医师指导下进行。

4. 入院病历的书写要求及内容原则上与入院记录相同，增加了系统回顾（既往史中）和病历摘要两项内容。

5. 入院病历不能代替入院记录，患者出院时入院病历不归入病案。

二、入院病历的格式内容

入 院 病 历	
姓名：	出生地：
性别：	住址：
年龄：	入院时间：
婚姻：	病史采集时间：
职业：	记录日期：
民族：	病史陈述者：

续表

主诉： 现病史： 既往史：包括既往一般健康状况、疾病史、传染病史、预防接种史、手术外伤史、输血史、食物或药物过敏史、系统回顾等。 系统回顾： 呼吸系统：有无咳嗽、咳痰、呼吸困难、咯血、发热、盗汗、与肺结核患者密切接触史等。 循环系统：有无心慌、气促、咯血、发绀、心前区痛、晕厥、水肿及高血压、动脉硬化、心脏疾病、风湿热病史等。 消化系统：有无腹痛、腹胀、反酸、嗳气、呕血、便血、腹泻、便秘、黄疸等。 泌尿系统：有无尿急、尿频、尿痛、排尿不畅或淋漓不尽，尿色（洗肉水样或酱油色），清浊度，水肿，肾毒性药物应用史，铅、汞化学毒物接触或中毒史及下疳、淋病、梅毒等性病传播疾病史。 造血系统：有无头晕、乏力，皮肤或黏膜瘀点、紫癜、血肿，反复鼻出血，牙龈出血，骨骼痛，化学药品、工业毒物、放射性物质接触史等。 内分泌系统及代谢：畏寒、怕热、多汗、食欲异常、烦渴、多饮、多尿、头痛、视力障碍、肌肉震颤、性格、体重，皮肤、毛发和第二性征改变史等。 肌肉骨骼系统：有无关节肿痛、运动障碍、肢体麻木、痉挛、萎缩、瘫痪史等。 神经精神系统：有无头痛、失眠或意识障碍、晕厥、痉挛、瘫痪、视力障碍、感觉及运动异常、性格改变、记忆力和智能减退等。 个人史： 月经史、婚育史： 家族史：
体　格　检　查 体温（T）　脉搏（P）　呼吸（R）　血压（BP） 一般情况：发育（正常、异常），营养（良好、中等、不良、肥胖），神志（清楚、淡漠、模糊、昏睡、谵妄、昏迷），体位（自动、被动、强迫），面容与表情（安静、忧虑、烦躁、痛苦，急、慢性病容或特殊面容），对检查是否合作。 皮肤、黏膜：色泽（正常、潮红、苍白、发绀、黄染、色素沉着），温度，湿度，弹性，有无水肿、皮疹、瘀点、紫癜、皮下结节、肿块、蜘蛛痣、肝掌、溃疡和瘢痕，毛发的生长及分布。

续表

淋巴结：全身及局部淋巴结有无肿大（部位、数目、大小、硬度、活动度或粘连情况），局部皮肤有无红肿、波动、压痛、瘘管、瘢痕等。 头部及其器官： 头颅：大小、形状，有无肿块、压痛、瘢痕，头发（量、色泽、分布）。 眼：眉毛（脱落、稀疏），睫毛（倒睫），眼睑（水肿、运动、下垂），眼球（凸出、凹陷、运动、斜视、震颤），结膜（充血、水肿、苍白、出血、滤泡），巩膜（黄染），角膜（云翳、白斑、软化、溃疡、瘢痕、反射、色素环），瞳孔（大小、形态、对称或不对称、对光反射及调节与辐辏反射）。 耳：有无畸形、分泌物、乳突压痛，听力。 鼻：有无畸形、鼻翼扇动、分泌物、出血、阻塞，有无鼻中隔偏曲或穿孔、鼻窦有无压痛等。 口腔：气味，有无张口呼吸，唇（畸形、颜色、疱疹、皲裂、溃疡、色素沉着），牙齿（龋齿、缺齿、义齿、残根、斑釉齿），牙龈（色泽、肿胀、溃疡、溢脓、出血、铅线），舌（形态、舌质、舌苔、溃疡、运动、震颤、偏斜），颊黏膜（发疹、出血点、溃疡、色素沉着），咽（色泽、分泌物、反射、腭垂位置），扁桃体（大小、充血、分泌物、假膜），喉（发音清晰、嘶哑、喘鸣、失音）。 颈部：对称，强直，有无颈静脉怒张、肝颈静脉回流征、颈动脉异常搏动，气管位置，甲状腺（大小、硬度、压痛、结节、震颤、血管杂音）。 胸部：胸部对称，畸形，局部隆起或塌陷、压痛，呼吸（频率、节律、深度），乳房（大小、乳头，有无红肿、压痛、肿块和分泌物），胸壁有无皮下气肿、静脉曲张等。 肺： 视诊：呼吸运动（两侧对比）、呼吸类型，有无肋间隙增宽或变窄。 触诊：呼吸活动度、语颤（两侧对比），有无胸膜摩擦感、皮下捻发感等。 叩诊：叩诊音（清音、过清音、浊音、实音、鼓音及其部位），肺下界及肺下界移动度。 听诊：呼吸音（性质、强弱，异常呼吸音及其部位），语音传导（减低、增强、消失）、有无干湿啰音和胸膜摩擦音等。 心脏： 视诊：心前区隆起，心尖搏动或心脏搏动位置，范围和强度。 触诊：心尖搏动的性质及位置，有无震颤（部位、时期）和心包摩擦感。 叩诊：心脏左右浊音界，可用左、右第 2、3、4、5 肋间隙距正中线的距离（cm）表示，须注明左锁骨中线距正中线的距离。

续表

右界（cm）	肋间	左界（cm）
	Ⅱ	
	Ⅲ	
	Ⅳ	
	Ⅴ	

注：左锁骨中线距前正中线________cm

听诊：心率，心律，心音的强弱，P2 与 A2 强度的比较、有无心音分裂、额外心音、杂音（部位、性质、时期、强度、传导方向及与运动、体位和呼吸的关系；收缩期杂音强度用 6 级分法，如描述 2 级收缩期杂音，应写作“2 / 6 级收缩期杂音”；舒张期杂音分为轻、中、重三度）和心包摩擦音等。

周围血管征：有无毛细血管搏动、射枪音、水冲脉和动脉异常搏动。

腹部：腹围（有腹水或腹部包块等疾病时测量）。

视诊：形状（对称、平坦、膨隆、凹陷），呼吸运动、胃肠蠕动波，有无皮疹、色素、条纹、瘢痕、腹壁静脉曲张（及其血流方向），疝和局部隆起（器官或包块）的部位、大小、轮廓、腹部体毛。

触诊：腹部紧张度，有无压痛、反跳痛、液波震颤，肿块（部位、大小、形状、硬度、压痛、移动度、表面情况、搏动）。

肝脏：大小（右叶以右锁骨中线肋下缘，左叶以前正中线剑突下至肝下缘多少厘米表示），质地（Ⅰ度：软；Ⅱ度：韧；Ⅲ度：硬），表面（光滑度），边缘，有无结节、压痛和搏动等。

胆囊：大小，形态，有无压痛、墨菲征。

脾脏：大小，质地，表面，边缘，移动度，有无压痛、摩擦感，脾脏明显增大时以二线测量法表示。

肾脏：大小、形状、硬度、移动度、有无压痛。

膀胱：膨胀、肾及输尿管压痛点。

叩诊：肝上界在第几肋间，肝浊音界（缩小、消失），肝区叩击痛，有无移动性浊音、高度鼓音、肾区叩击痛等。

听诊：肠鸣音（正常、增强、减弱、消失、金属音），有无振水音和血管杂音等。

续表

肛门直肠：视病情需要检查，有无肿块、裂隙、创面。直肠指检（括约肌紧张度，有无狭窄、肿块、触痛、指套染血；前列腺大小、硬度，有无结节及压痛等）。

生殖器：根据病情需要做相应检查。

男性：包皮、阴囊、睾丸、附睾、精索、有无发育畸形、鞘膜积液。

女性：检查时必须有女医护人员在旁，必要时请妇科医师检查，包括外生殖器（阴毛、大小阴唇、阴蒂、阴阜）和内生殖器（阴道、子宫、输卵管、卵巢）。

脊柱：活动度，有无畸形（侧凸、前凸、后凸）、压痛和叩击痛等。

四肢：有无畸形，杵状指（趾），静脉曲张，骨折及关节红肿、疼痛、压痛、积液、脱臼，强直，水肿，肌肉萎缩，肌张力变化或肢体瘫痪等，记录肌力。

神经系统：

生理反射：浅反射（角膜反射、腹壁反射、提睾反射），深反射（肱二头肌、肱三头肌反射、膝腱反射及跟腱反射）。

锥体束征：巴宾斯基征（Babinski 征）、戈登征（Gordon 征）、奥本海姆征（Oppenheim 征）、霍夫曼征（Hoffmann 征）。

脑膜刺激征：颈强直、凯尔尼格征（Kernig 征）、布鲁津斯基征（Brudzinski 征）。

必要时做运动、感觉及神经系统其他特殊检查。

专科情况：

辅　助　检　查

检查项目、检查日期、检查结果。

病　历　摘　要

简明扼要、高度概述病史要点、体格检查和辅助检查的重要阳性和具有重要鉴别意义的阴性结果，字数以不超过 300 字为宜。

初步诊断：

（经治医师/书写医师签名）

三、入院病历示例

入 院 病 历

姓名：马××	出生地：××省××市
性别：女	住址：××省××市××区××路××号
年龄：68岁	入院时间：2016-10-17，10：26：35
婚姻：已婚	病史采集时间：2016-10-17，11：07：12
职业：退休工人	记录日期：2016-10-17，13：22：06
民族：汉	病史陈述者：本人

主诉：阵发性胸痛、胸闷伴气短2年，加重10天。

现病史：患者缘于2年前无明显诱因出现心前区疼痛，呈针刺样，伴咽部紧缩感，伴胸闷、气短、恶心，无呕吐，无头痛、晕厥。上述症状持续约20分钟后或服用丹参滴丸等药物后可逐渐缓解。2015年7月在外院行冠状动脉CTA检查示前降支近中段狭窄，给予阿司匹林、瑞舒伐他汀等药物治疗。此后症状仍间断发作。近10天来，患者症状发作频繁，胸痛、胸闷症状加重，持续时间较之前明显加长，服用丹参滴丸等药物后症状缓解不明显。为进一步治疗来我院就诊，门诊以“冠状动脉粥样硬化性心脏病，高血压”收住入院。患者目前精神状态良好，体力正常，食欲正常，睡眠正常，体重无明显变化，二便正常。

既往史：高血压病史5年，血压最高150/100mmHg，间断服用硝苯地平等降压药物，血压控制不佳；否认肝炎、结核、疟疾等传染病史，否认糖尿病、脑血管疾病、精神疾病史，否认手术、外伤、输血史，否认药物、食物过敏史，预防接种史不详。

系统回顾

呼吸系统：无慢性咳嗽、咳痰、咯血、发热、胸痛及呼吸困难史。

循环系统：见现病史，无气短、头晕、晕厥及下肢水肿史。

消化系统：除此次恶心外，无呕吐、反酸、嗳气、吞咽困难、腹胀、腹泻及黑便史，无黄疸及皮肤瘙痒史。

泌尿系统：无尿急、尿频、尿痛、血尿、乳糜尿，无夜尿增多及颜面水肿史。

造血系统：无苍白、乏力、皮下瘀血、紫斑及出血点，无鼻出血、牙龈出血史。

续表

内分泌系统及代谢：无食欲亢进、多汗、心慌、手足抽搐史，无烦渴、多饮、多尿、多食史。

肌肉骨骼系统：无关节红肿、运动障碍史，无骨折、脱臼、外伤史。

神经精神系统：无头痛、头晕、癫痫发作、意识障碍史。

个人史：生长于原籍，否认疫区、疫水接触史，否认牧区、矿山、高氟区、低碘区居住史，无化学性物质、放射物、毒物接触史，无毒品、药品依赖史，无吸烟、酗酒史。预防接种史不详。

月经史、婚育史：月经史$14\frac{5-7}{27-30}52$。已婚，育有1子1女，爱人及子女体健。

家族史：父母及兄弟姐妹健在，均体健，否认家族性遗传病史。

体　格　检　查

体温：37℃　脉搏：88次 / 分　呼吸：16次 / 分　血压：120/90mmHg　体重：60kg

一般情况尚好，发育正常，营养良好，超力型自主体位，精神忧郁，痛苦表情，神志清楚，检查合作。

皮肤黏膜：无水肿、黄染及蜘蛛痣，无瘢痕、皮疹、皮下结节、出血点及瘀斑。

淋巴结：全身浅表淋巴结未触及肿大。

头部及其器官：

头颅：大小正常，无畸形，无异常隆起及压痛，毛发分布均匀，两鬓发白。

眼：眉毛无脱落，眼睑无水肿、下垂，眼球活动正常，结膜无充血、出血，巩膜无黄染，角膜透明，双瞳孔等大等圆，直径约 3mm，对光反射及调节反射正常，无视野缺损。

耳：耳郭无畸形，外耳道无分泌物，乳突无压痛，听力正常。

鼻：通气良好，无分泌物，鼻旁窦无压痛。

口腔：口唇无发绀，牙龈无出血及溢脓，伸舌居中，颊黏膜无出血点，咽部无充血，两侧扁桃体无肿大，腭垂居中，声音无嘶哑。

颈部：软，无颈静脉怒张，气管居中，甲状腺不肿大。

胸部：胸廓对称，胸式呼吸，两侧乳房未触及包块。

肺脏：

望诊：两侧呼吸动度相等，节律规整，肋间隙无增宽。

触诊：胸骨无压痛，两侧语颤无差别，无胸膜摩擦感。

续表

叩诊：两肺呈清音，肺下界正常。

听诊：两肺呼吸音清晰，未闻及干湿啰音及胸膜摩擦音。

心脏：

视诊：心前区无隆起，心尖搏动在左侧第5肋间锁骨中线上。

触诊：心尖搏动位置与视诊相同，无震颤及心包摩擦感。

叩诊：心浊音界正常，如下表。

右界（cm）	肋间	左（界cm）
2	Ⅱ	2
3	Ⅲ	3
	Ⅳ	6
	Ⅴ	8.5

注：左锁骨中线距前正中线8.5cm

听诊：心率88次/分，心律规整，心尖部第一心音减弱，在心尖区和主动脉瓣区可听到2/6级吹风样收缩期杂音，不传导，无心音分裂，无心包摩擦音，A2＞P2。

血管检查：

桡动脉：脉率88次/分，脉律规整，血管壁中等硬度。

周围血管征：无毛细血管搏动征，无股动脉枪击音。

腹部：

望诊：平坦，对称，无腹壁静脉曲张及胃肠蠕动波。

触诊：柔软，无压痛及反跳痛，未触及肝、脾、肾及其他包块，无移动性浊音。

叩诊：呈鼓音，肝上界在右锁骨中线第5肋间，肝、肾区无叩痛，无移动性浊音。

听诊：肠鸣音正常，未听到血管杂音。

肛门直肠：无瘢痕及溃疡，无痔核。

外生殖器：未发现异常。

脊柱：无畸形，无叩压痛，运动正常。

四肢：无畸形，肌力、肌张力正常，关节无红肿，运动自如。双下肢无水肿、静脉曲张。

续表

神经系统：痛、温、触觉、关节位置觉正常，肌肉无萎缩，无瘫痪，无共济失调。腹壁反射、跖反射正常，肱二、三头肌反射，桡骨膜反射，膝腱反射及跟腱反射正常存在。霍夫曼征、巴宾斯基征、脑膜刺激征阴性。

辅　助　检　查

2016-10-17 血常规：白细胞计数 13.6×10^9/L、中性粒细胞 0.824，淋巴细胞 0.112，血小板 175×10^9/L。

2016-10-17 ESR 42mm/h。

2016-10-17 ECG：电轴-30°，低电压，ST 段抬高 0.15～0.2mV。

病　历　摘　要

患者马××，女，68 岁，退休工人。因“阵发性胸痛、胸闷伴气短 2 年，加重 10 天”于 2016 年 10 月 17 日 10 时 26 分急诊入院。查体：BP 120/90mmHg，心率 88 次/分，律整，心尖第一心音减低。红细胞沉降率 42mm/h，心电图示电轴-30°，低电压，ST 段抬高 0.15～0.2mV。

初步诊断：

1. 冠状动脉粥样硬化性心脏病

不稳定型心绞痛

2. 高血压2级、极高危

胡××/刘××

第四章 病程记录书写要求及格式

病程记录是指继入院记录之后，对患者病情和诊疗过程所进行的连续性记录。内容包括患者的病情变化情况、重要的辅助检查结果及临床意义、上级医师查房意见、会诊意见、医师分析讨论意见、所采取的诊疗措施及效果、医嘱更改及理由、向患者及其近亲属告知的重要事项等。

第一节 首次病程记录书写要求及格式

一、首次病程记录书写要求

1. 首次病程记录是指患者入院后书写的第一次病程记录。

2. 由经治医师或值班医师在患者入院 8 小时内完成。

3. 首次病程记录的内容包括病例特点、拟诊讨论（诊断依据及鉴别诊断）、诊疗计划等。

（1）病例特点：应当在对病史、体格检查和辅助检查进行全面分析、归纳和整理后写出本病例特征，包括阳性发现和具有鉴别诊断意义的阴性症状和体征等。

（2）拟诊讨论（诊断依据及鉴别诊断）：根据病例特点，提出初步诊断，写出对诊断的分析思考过程，阐述诊断依据。诊断已经明确者不需进行鉴别诊断。未明确诊断时写出需要鉴别的疾病名称和鉴别诊断的依据，并进行分析；必要时对治疗中的难点进行分析讨论。

（3）诊疗计划：提出具体的检查和治疗措施安排。

4. 首次病程记录应高度概括，突出重点，不能简单重复入院记录的内容。抓住要点，有分析、有见解、充分反映出经治医师临床的思维活动情况。

二、首次病程记录格式

首次病程记录

（时间）

一般项目：包括姓名、性别、年龄、住址、主诉及入院时间等。

病例特点：

拟诊讨论：

初步诊断：

诊疗计划：

（医师签名）

三、首次病程记录示例

首次病程记录

2016-07-06，11：10：42

一般项目：患者赵××，女，69岁，汉族，××省××县，已婚，××市××区××路××楼，因“咳嗽，咳痰10天，发热4天”于2016年7月6日，09：17入院。

病例特点：

1. 老年女性。

2. 起病急，病程短。

3. 患者受凉后出现咳嗽、咳痰，为黄色黏液样痰，不易咳出，伴畏寒发热，体温39℃左右。精神萎靡、头晕、乏力、食欲缺乏，无呼吸困难，无盗汗、咯血，无胸闷、胸痛，无心悸，无腹痛、腹泻等症状。

4. 查体：体温39.4℃，脉搏106次/分，呼吸20次/分，血压102/68mmHg。发育正常，正力体型，精神萎靡，对答切题，一般病容，步入病房，查体合作，皮肤及巩膜轻度黄染，咽部中度充血，无水肿，扁桃体无肿大，胸廓稍桶状，双侧呼吸动度一致，双肺语颤无异常，叩诊呈过清音，听诊呼吸音粗，双肺未闻及哮鸣音，双下肺可闻及湿啰音。心前区无隆起，无抬举性心尖搏动，叩诊心界不大，心率106次/分，律齐，各瓣膜区无杂音，腹软，全腹无压痛，双下肢无水肿。

5. 辅助检查：血常规：Hb 120g/L，WBC 9.1×10^9/L，N 0.79，L 0.116，PLT 99×10^9/L；肝功能、肾功能、血糖、血脂、尿常规未见明显异常；胸部X线片：左下肺片状模糊影；心电图：窦性心动过速，低电压。

续表

拟诊讨论： 患者起病急，病程短。以受凉为诱因，主要症状为咳嗽，咳痰，发热，时有气促，症状逐渐加重。体温39.4℃，听诊呼吸音粗，双肺未闻及哮鸣音，左肺可闻及湿啰音。胸部X线片：左下肺片状模糊影，轻度肺气肿。结合病史、体征及辅助检查结果，考虑肺炎诊断明确。需与以下疾病相鉴别： 1. 肺结核　患者无低热、乏力、盗汗，结合X线，肺结核常见发病部位肺尖部无明显异常，基本可以排除肺结核，但入院后仍需行痰培养查找结核杆菌、PPD试验、血清结核三项检查，避免非典型肺结核的漏诊。 2. 肺癌　患者无胸痛、咯血、进行性体重减轻等，X线未发现占位性病变、阻塞性肺不张或阻塞性肺炎，可资鉴别。但是鉴于患者年龄偏大，属于肺癌的高发人群，在积极治疗后根据右下肺阴影消散程度再决定是否行进一步筛查。 3. 肺脓肿　肺脓肿特征性表现为咳大量脓臭痰，X线可资鉴别。 初步诊断：肺炎（左下肺） 诊疗计划： 1. 呼吸科护理常规，二级护理。 2. 完善入院后常规检查，明确病情。 3. 抗感染，止咳，祛痰等对症治疗。 周××

第二节　日常病程记录书写要求及格式

一、日常病程记录书写要求

1. 日常病程记录是指对患者住院期间诊疗过程的经常性、连续性记录。

2. 由经治医师书写，也可由实习医务人员或试用期医务人员书写并签名，但同时应有经治（执业）医师签名。

3. 日常病程记录书写的间隔时间依据患者的病情而定。对病危患者，应当根据病情变化随时书写病程记录，每天至少1次，记录时间应当具体到分钟。对病重患者，至少2天记录一次病程记录。对病情稳定的患者，至少3天记录一次病程记录。会诊当天、输血当天、手术前一天、术后连续3天（至少有一次手术者查看患者的记录）、出院前一天或当天应有病程记录。

4. 日常病程记录的内容

（1）患者自觉症状、情绪、心理状态、饮食、睡眠、大小便等情况。

（2）病情变化，症状、体征的变化，有无新的症状与体征出现，分析发生变化的原因；有无并发症及其发生的可能原因。对原诊断的修改或新诊断的确定，记录其诊断依据。

（3）重要的辅助检查结果及临床意义：辅助检查结果应记录在病程记录中；对重要的

辅助检查的结果应分析其在诊断与治疗上的意义，尤其是对诊断、治疗起决定性作用的辅助检查结果，要及时进行记录和结果分析，并记录针对检查结果所采取的相应处理措施。

（4）采取的诊疗措施及效果，诊治工作的进展情况。记录各种诊疗操作的详细过程；重要医嘱的更改及其理由；会诊意见及执行情况；输血或使用血液制品情况，包括输血指征、输血种类、输血量、有无输血反应等。

（5）医师查房意见（能体现三级医师查房）、会诊意见等。

（6）近亲属及有关人员的反映、希望和意见，以及行政领导所交代的重要事项。

（7）向患者及其近亲属告知的重要事项等，需要时可请患方签字。

5. 病程记录应根据每一病例的不同特点写出各自特有的临床表现、观察要点、治疗计划及效果。应重点突出，简明扼要；有分析，有判断；病情有预见，诊疗有计划，切忌记流水账。

二、日常病程记录格式

（时间）

日常病程记录内容

（医师签名）

三、日常病程记录示例

2016-10-03，20：20：38

患者仍有低热，咳嗽、咳痰减轻，肺部感染明显减轻，前期治疗有效，继续按原方案给予治疗。今日午间突现心慌气急，根据追问尿量减少，给予呋塞米20mg静脉注射，同时减慢输液速度，经处置后症状缓解。鉴于患者年龄偏大，虽然既往无高血压、冠状动脉粥样硬化性心脏病（冠心病）等心血管病史，但是不排除入量过多导致的急性心功能下降的过程，在后续治疗过程中严格控制每日入量，同时加强护理，每日多次血压监测。

郑××

第三节　上级医师查房记录书写要求及格式

一、上级医师查房记录书写要求

1. 上级医师查房记录是指上级医师查房时对患者病情、诊断、鉴别诊断、当前治疗措施疗效的分析及下一步诊疗意见等的记录。

2. 书写上级医师查房记录时，第一行左顶格记录日期和时间，居中记录查房医师的姓名、专业技术职务（如某某主任医师查房记录）。上级医师自己书写病程记录时也应写明自己的姓名和专业技术职称。另起行空两格记录查房内容。

3. 上级医师首次查房记录应当在患者入院后48小时内完成，内容包括查房医师的姓名、专业技术职务、补充的病史和体征、诊断依据与鉴别诊断的分析及诊疗计划等。上级医师首次查房直接关系到患者整个的住院诊疗过程，查房医师应认真、详细地询问病史；既全面又有重点地进行查体，所作出的诊断为患者本次住院的入院诊断（病案首页上），应对诊断、诊断依据、鉴别诊断进行分析、讨论，提出有针对性的诊疗计划，制订具体医嘱。不能雷同于首次病程记录。

4. 上级医师日常查房记录间隔时间视病情和诊治情况确定，病危患者应每天1次、病重者2～3天1次、一般患者应每周1～2次。内容包括查房医师的姓名、专业技术职务、对病情的分析和诊疗意见等。

5. 对疑难、危重病例，必须有科主任或具有副主任医师及以上专业技术职务任职资格医师及时查房并记录，内容包括查房医师的姓名、专业技术职务、对病情的分析和诊疗意见等。查房内容除要求解决医疗疑难问题外，还应有教学意识并体现出当前国内外医学的新进展。

6. 上级医师包括主治医师、副主任医师和主任医师，查房记录体现了上级医师及医院的医疗水平，下级医师应如实详细地记录上级医师的查房情况，尽量避免“上级医师同意诊断、治疗”等无实质内容的记录，上级医师应及时修改审阅下级医师书写的查房记录。

二、上级医师查房记录格式

××查房记录

（时间）

上级医师查房记录内容

（上级医师/经治医师签名）

三、上级医师查房记录示例

陈××主任医师查房记录

2016-03-18，09：12：07

陈××主任医师今日查房，询问病情基本同前。查体：T 37.4℃，P 73次/分，R 21次/分，BP 111/70mmHg。心脏各瓣膜听诊区无病理性杂音，无心包摩擦音。双肺哮鸣音较前明显减轻，右下肺湿啰音未改变。昨日复查血常规见白细胞计数8.1×10^9/L以下。陈主任指出：患者以慢性阻塞性肺疾病急性发作入院，经过抗感染、祛痰、吸氧等对症治疗后，患者体温下降、氧合改善、血常规下降，前期治疗效果明显，患者右下肺湿啰音仍未消散，可能患者有长期慢性肺脏反复感染导致的支气管结构性改变，引起类似支气管扩张的效果，可将此次抗感染治疗的疗程延长至2周，待炎症完全控制后行肺CT检查，进一步辨别，同时对患者及其家属进行医学教育，做好慢性阻塞性肺疾病急性发作的预防。

陈×× / 李××

第四节　疑难病例讨论记录书写要求及格式

一、疑难病例讨论记录书写要求

1. 疑难病例讨论记录是指由科主任或具有副主任医师以上专业技术任职资格的医师主持、召集有关医务人员对确诊困难或疗效不确切病例讨论的记录。

2. 疑难病例讨论记录的内容包括讨论日期、主持人、参加人员姓名及专业技术职务、具体讨论意见及主持人小结意见等。

3. 要记录每位发言人的具体发言内容，不能只记综合意见，报告病历部分的内容可以省略，主持人应对疑难病例讨论记录进行审阅、修改并签名。

二、疑难病例讨论记录格式

疑难病例讨论记录

（时间）　　　　　　　　　　　　　　　　地点：

参加人员：（姓名及专业技术职务）

主持人：

记录内容：

（会议主持人）

（主治医师）

三、疑难病例讨论记录示例

疑难病例讨论记录

2016-09-03，10：20：49　　　　　　　　地点：呼吸内科医生办公室

参加人员：王××副主任医师，张××主治医师，住院医师陈××、刘××、郑××，进修医师李××和实习医师多名。

主持人：吴××主任医师

记录内容：

刘××住院医师：汇报病史如下：患者，女性，59岁，因“反复双下肢水肿半年，喘累半个月，干咳7天”入院。2016年3月该患者不明诱因反复出现双下肢水肿，未行治疗及检查，水肿间断加重或减轻，无上肢及颜面部水肿，无其他伴随症状，并逐渐感觉活动

续表

后喘累，近半个月加重明显，活动后为主，入院前7天有咳嗽，为干咳，体位变换时加重，无发热盗汗，无胸痛咯血，食欲尚可。既往无肝炎、结核，无高血压、糖尿病，30余年前子宫脱垂行修补术，无药物过敏史，无烟酒嗜好，已绝经，近2个月有少量不规则阴道出血，育子女3人。体格检查：颈软，气管居中，胸廓对称，右下肺叩诊浊音，呼吸音降低，全腹无压痛和反跳痛，中上腹稍饱满，肋下未扪及肝脾，双肾区无叩痛，双下肢2度凹陷性水肿。妇科检查：阴道及宫颈未见新生物。辅助检查：血常规：WBC 4.30×10^9/L，N 0.67，PLT 46×10^9/L，Hb 111g/L；尿常规：WBC++， RBC +++， PRO +；肾功能电解质正常；肝功能：AST、ALP轻度增高，ALB 25.5g/L，TP 60g/L；肿瘤标志物：AFP、CA50、CA19-9、CA125增高2～3倍；胸腔积液生化：LDH 70，ADA 6；胸腔积液常规：淡黄色（700ml），比重1.010，间皮细胞 0.3×10^6/L，李凡他试验（+）。胸片：右侧中量胸腔积液。胸腔积液找肿瘤脱落细胞及胸膜活检（－）。心电图正常。腹部B超：肝、胆、胰、脾、双肾、膀胱、子宫、双侧附件未见包块，胰头稍大，子宫内膜0.6cm，肝脏旁有新月形少量胸腔积液。上腹部CT+增强：胰头上限值，胆囊结石？胸腔积液找脱落细胞及胸膜活检（－）。阴道宫颈诊刮结果未回。

陈××住院医师：患者临床表现特点：①女性，59岁，病程长，逐渐加重。②以双下肢水肿、胸腔积液为主要表现，无典型低热、盗汗、结核中毒表现。③胸腔积液生化支持渗出液。根据患者症状基本可以排除结核等感染性胸腔积液的产生，在非感染性的胸腔积液原因中主要有恶性肿瘤和自身免疫性疾病，结合该患者肿瘤标志物的升高，考虑恶性肿瘤的可能性较大。肿瘤的来源重点放在腹腔脏器内，包括女性生殖系统肿瘤、胰腺肿瘤等。另外，补充自身免疫性疾病指标的检测如红细胞沉降率、抗核抗体、类风湿因子等。反复抽取胸腔积液找肿瘤细胞，必要时可行胸膜活检。目前治疗以对症治疗为主，改善患者的低蛋白血症，阻止胸腔积液、腹水的进一步增加。

张××主治医师：同意陈××医师对病情分析，也认为胸膜原发或者转移性肿瘤可能性小，且胸膜活检阳性概率低。AFP、CA50、CA19-9、CA125 增高多为消化道肿瘤的表现，肝旁少量腹水还是胸腔积液目前尚需进一步确认，如有可能，可在B超引导下对其进行穿刺寻找肿瘤细胞并行相关检测。绝经后数年阴道出血确实应高度警惕肿瘤可能，查看刮片结果，必要时复查。

王××副主任医师：患者先有双下肢水肿，之后出现胸腔积液，且胸腔积液为漏出液（或介于渗出液与漏出液之间），应首先考虑心源性因素所致，虽然心电图未发现异常，但仍需要完善心脏彩超以明确有无心功能不全。另外患者尿液蛋白、红细胞阳性，原发肾脏损伤导致的低蛋白血症，进一步导致的下肢水肿和胸腔积液也有可能，但老年人尿路感

续表

染常见，也可导致血尿、蛋白尿，可行肾脏穿刺活检予以排除。因患者年龄大，绝经后有不规则阴道出血，血肿瘤标志物升高，胸腔积液中间皮细胞计数增多，故恶性肿瘤不能排除。特别是妇科肿瘤，下腹部 CT，诊刮病理结果很重要。目前治疗以对症治疗为主。 吴××主任医师：同意以上各位医师的发言，目前明确该患者诊断非常困难，需进一步完善相关检查，重点在消化系统与女性生殖系统寻找原发病因，可暂拟诊为：①胸腔积液，恶性肿瘤？②低蛋白血症。对患者的处理意见如下：①择期 B 超引导下腹腔穿刺抽取积液进行分析。②完善心脏彩超明确有无心功能不全。③请妇产科会诊，必要时行宫腔镜检查及活检。④肾穿刺治疗明确肾脏损伤情况。⑤完善自身免疫抗体相关检查。⑥给予营养支持治疗。 会议主持人：吴×× 经治医师：刘××

第五节　交（接）班记录书写要求及格式

一、交（接）班记录书写要求

1. 交（接）班记录是指患者经治医师发生变更之际，交班医师和接班医师分别对患者病情及诊疗情况进行简要总结的记录。

2. 交班记录应当在交班前由交班医师书写完成，内容包括入院日期、交班日期、患者姓名、性别、年龄、主诉、入院情况、入院诊断、诊疗经过、目前情况、目前诊断、交班注意事项、医师签名等。交班记录应简明扼要地记录患者的主要病情及诊治经过，以供接班医师了解情况，便于诊疗工作的连续进行。计划进行而尚未实施的诊疗方案，患者目前的病情和存在的问题，今后的诊疗意见，解决方法和其他注意事项等，也应详细记录。

3. 接班记录应当由接班医师于接班后 24 小时内完成，内容包括入院日期、接班日期、患者姓名、性别、年龄、主诉、入院情况、入院诊断、诊疗经过、目前情况、目前诊断、接班诊疗计划、医师签名等。接班记录在复习病史和有关资料的基础上，重点询问相关病史和体格检查，力求简明扼要，避免过多重复，着重书写今后的诊断、治疗的具体计划和注意事项。

二、交（接）班记录格式

1. 交班记录格式

交班记录
（时间） 姓名、性别、年龄，因“××”于×年×月×日×时入院。 入院情况： 入院诊断： 诊疗经过： 目前情况： 目前诊断： 交班注意事项： （医师签名）

2. 接班记录格式

接班记录
（时间） 姓名、性别、年龄，因“××”于×年×月×日×时入院。 入院情况： 入院诊断： 诊疗经过： 目前情况： 目前诊断： 下一步诊疗计划： （医师签名）

三、交（接）班记录示例

1. 交班记录示例

交班记录

2015-12-19，14：22：20

史××，男，67岁，因“慢性咳嗽、咳痰20余年，加重伴发热15天”于2015年12月8日入院。

入院情况：患者20年前多于感冒着凉后出现咳嗽、咳痰，为白色黏痰，易咳出，每年均有发作，对症处理后缓解，近年间断出现活动后喘憋明显，未系统诊治肺部疾病；未规律服用肺部疾病药物，规律服用心脏药物；15天前患者无明显诱因出现咳嗽、咳痰加重，痰为黄色黏痰，易咳出，出现活动后喘憋，无发热、无胸痛及呼吸困难，无恶心、呕吐，无乏力等症状，对症处理后稍缓解；2天前出现发热，最高体温39.6℃，活动后喘憋明显，伴全身酸痛、恶心、呕吐，腹部不适，自服解热药后体温无下降，无胸憋及呼吸困难，无体位受限，无头晕、头痛，无意识障碍，无皮肤黏膜皮疹，就诊于我院急诊行血常规检查示中性粒细胞百分比87.2%、白细胞计数12.97×10^9/L。肺CT示双肺多发感染灶；双肺多发结节影，恶性不除外；双肺慢性支气管炎、肺气肿表现，双肺散在支气管扩张；双肺间质性炎症改变；考虑为“肺炎”，为进一步系统诊治急诊以“肺炎”收入我科。

入院诊断：1.细菌性肺炎（双肺）；2.慢性阻塞性肺疾病急性加重期、Ⅰ型呼吸衰竭；3.支气管扩张症（双肺）；4.肺部结节肿瘤？结核？5.高血压病、2级、极高危；6.2型糖尿病；7.冠状动脉粥样硬化性心脏病、陈旧性心肌梗死、冠状动脉支架置入术后、慢性心力衰竭急性发作、心功能Ⅲ级（NYHA 分级）；8.非霍奇金淋巴瘤化疗后；9.脂肪肝；10.贫血。

诊疗经过：入院后完善相关检查，辅助检查：中性粒细胞百分比86.4%、血红蛋白97g/L、血小板计数269×10^9/L、白细胞计数12.12×10^9/L，血尿素9.0mmol/L、血糖6.93mmol/L、血清钠131.6mmol/L、血尿酸449.0μmol/L、血白蛋白33.3g/L、B型尿钠酸416pg/ml、D-二聚体629.0ng/ml、急查C反应蛋白242.4mg/L、急查降钙素原2～10μg/ml、肌钙蛋白Ⅰ 2.010μg/L。患者入院后发热，喘憋明显，给予抗感染、止咳、平喘、利尿、降压、降血糖等对症支持治疗。12月21日查肌钙蛋白Ⅰ 2.010μg/L，请示心内科后给予阿司匹林肠溶片200mg联合氯吡格雷 300mg负荷量口服，硝酸甘油微量泵入扩冠。12月22日9:00出现血压降低，达60/41mmHg，停用硝酸甘油微量泵入，并给予多巴胺静脉滴注升压等对症支持治疗后血压平稳，但患者喘憋无明显缓解，请示心内科会诊后建议停用酒石酸美托洛尔片改为琥珀酸美托洛尔片47.5mg，口服，1次/日，以及氯吡格雷片75mg，口服，1次/日，

续表

但患者家属拒绝口服琥珀酸美托洛尔片，患者喘憋无缓解，加用硝普钠微量泵入改善心脏前后负荷及静脉滴注甲泼尼龙缓解喘憋症状。日间反复出现血压降低，给予多巴胺升压后血压可平稳，于 17：50 喘憋加重，端坐呼吸，心电监护示：脉搏血氧饱和度 89%（吸氧 5L/min），血压 95/60mmHg，心率 105 次/分，双肺可闻及广泛哮鸣音及湿啰音，给予呋塞米利尿后，喘憋症状稍有缓解，脉搏血氧饱和度升至 96%。20：37 复查血气分析：pH 7.301，$PaCO_2$ 41.9mmHg，PaO_2 233.4mmHg（吸氧），向家属交代病情危重，家属表示理解，转入监护室进一步诊治。 目前情况：患者喘憋有所缓解，不能平卧，精神差；查体：血压 95/59mmHg，脉搏 86 次/分，桶状胸，双侧呼吸动度对称，语颤正常对称，无胸膜摩擦感，双肺叩诊清音，听诊双肺呼吸音粗，双肺可闻及湿啰音及散在哮鸣音，未闻及胸膜摩擦音，双下肢无水肿。 目前诊断：1.重症肺炎；2.慢性阻塞性肺疾病急性加重期、Ⅰ型呼吸衰竭；3.支气管扩张症（双肺）；4.肺部占位、肺癌可能性大；5.高血压病 2 级、极高危；6.2 型糖尿病；7.冠状动脉粥样硬化性心脏病、急性心肌梗死、陈旧性心肌梗死、冠状动脉支架置入术后、慢性心力衰竭急性发作、心功能Ⅳ级（NYHA 分级）；8.非霍奇金淋巴瘤化疗后；9.脂肪肝；10.高尿酸血症；11.贫血。 交班注意事项： 1. 继续抗感染治疗，密切监测血常规、血压、心电图及心肌酶变化。 2. 请心脏中心会诊协助诊治，维持血压正常水平。 3. 患者血糖控制欠佳，密切监测血糖，必要时请内分泌科会诊协助诊治。 耿××

2. 接班记录示例

接班记录
2015-12-19，14：22：20 史××，男，67 岁，因“慢性咳嗽、咳痰 20 余年，加重伴发热 15 天”于 2015 年 12 月 8 日入院。 入院情况：患者 20 年前多于感冒着凉后出现咳嗽、咳痰，为白色黏痰，易咳出，每年均有发作，对症处理后缓解。近年间断出现活动后喘憋明显，未系统诊治肺部疾病；未规律服用肺部疾病药物，规律服用心脏药物；15 天前患者无明显诱因出现咳嗽、咳痰加重，痰为黄色黏痰，易咳出，出现活动后喘憋，无发热、无胸痛及呼吸困难，无恶心、呕吐，

续表

无乏力等症状，对症处理后稍缓解；2 天前出现发热，最高体温 39.6℃，活动后喘憋明显，伴全身酸痛、恶心、呕吐，腹部不适，自服解热药后体温无下降，无胸憋及呼吸困难，无体位受限，无头晕、头痛，无意识障碍，无皮肤黏膜皮疹，就诊于我院急诊行血常规检查示中性粒细胞百分比 87.2%、白细胞计数 12.97×10^9/L。肺 CT 示双肺多发感染灶；双肺多发结节影，恶性不除外；双肺慢性支气管炎、肺气肿表现，双肺散在支气管扩张；双肺间质性炎症改变；考虑为“肺炎”，为进一步系统诊治急诊以“肺炎”收入我科。

入院诊断：1.细菌性肺炎（双肺）；2.慢性阻塞性肺疾病急性加重期、Ⅰ型呼吸衰竭；3.支气管扩张症（双肺）；4.肺部结节肿瘤？结核？5.高血压病 2 级、极高危；6. 2 型糖尿病；7.冠状动脉粥样硬化性心脏病、陈旧性心肌梗死、冠状动脉支架置入术后、慢性心力衰竭急性发作、心功能Ⅲ级（NYHA 分级）；8.非霍奇金淋巴瘤化疗后；9.脂肪肝；10.贫血。

诊疗经过：入院后完善相关检查，辅助检查：中性粒细胞百分比 86.4%、血红蛋白 97g/L、血小板计数 269×10^9/L、白细胞计数 12.12×10^9/L，血尿素 9.0mmol/L、血糖 6.93mmol/L、血清钠 131.6mmol/L、血尿酸 449.0μmol/L、血白蛋白 33.3g/L、B 型尿钠酸 416pg/ml、D-二聚体 629.0ng/ml、急查 C 反应蛋白 242.4mg/L、急查降钙素原 2～10ng/ml、肌钙蛋白Ⅰ2.010μg/L；患者入院后发热，喘憋明显，给予抗感染、止咳、平喘、利尿、降压、降血糖等对症支持治疗；12 月 21 日查肌钙蛋白Ⅰ2.010μg/L，请示心内科后给予阿司匹林肠溶片 200mg 联合氯吡格雷 300mg 负荷量口服，硝酸甘油微量泵入扩冠；12 月 22 日 9：00 出现血压降低，达 60/41mmHg，停用硝酸甘油微量泵入，并给予多巴胺静脉滴注升压等对症支持治疗后血压平稳，但患者喘憋无明显缓解，请示心内科会诊后建议停用酒石酸美托洛尔片改为琥珀酸美托洛尔片 47.5mg 口服 1 次/天及氯吡格雷片 75mg 口服 1 次/天，但患者家属拒绝口服琥珀酸美托洛尔片，患者喘憋无缓解，给予加用硝普钠微量泵入改善心脏前后负荷及静脉滴注甲泼尼龙缓解喘憋症状，日间反复出现血压降低，给予多巴胺升压后血压可平稳，于 17：50 喘憋加重，端坐呼吸，心电监护示血氧饱和度 89%（吸氧 5L/min），血压 95/60mmHg，心率 105 次/分，双肺可闻及广泛哮鸣音及湿啰音，给予呋塞米利尿后，喘憋症状稍有缓解，血氧饱和度升至 96%。20:37 复查血气分析：pH 7.301，$PaCO_2$ 41.9mmHg，PaO_2 233.4mmHg（吸氧），向家属交代病情危重，家属表示理解，转入监护室进一步诊治。

目前情况：患者喘憋有所缓解，不能平卧，精神差；查体：血压 95/59mmHg，脉搏 86 次/分，桶状胸，双侧呼吸动度对称，语颤正常对称，无胸膜摩擦感，双肺叩诊清音，听诊双肺呼吸音粗，双肺可闻及湿啰音及散哮鸣音，未闻及胸膜摩擦音，双下肢无水肿。

续表

目前诊断：1.重症肺炎；2.慢性阻塞性肺疾病急性加重期、Ⅰ型呼吸衰竭；3.支气管扩张症（双肺）；4.肺部占位、肺癌可能性大；5.高血压病2级、极高危；6.2型糖尿病；7.冠状动脉粥样硬化性心脏病、急性心肌梗死、陈旧性心肌梗死、冠状动脉支架置入术后、慢性心力衰竭急性发作、心功能Ⅳ级（NYHA 分级）；8.非霍奇金淋巴瘤化疗后；9.脂肪肝；10.高尿酸血症；11.贫血。 下一步诊疗计划： 1. 积极抗感染治疗，密切监测血常规、血压、心电图及心肌酶变化。 2. 给予扩冠、利尿积极控制心力衰竭。 3. 复查患者血常规、肝功能、肾功能、心梗三项、心脏彩超等相关辅助检查。 4. 请心脏中心会诊，协助诊治。 王××

第六节　转科记录书写要求及格式

一、转科记录书写要求

1. 转科记录是指患者住院期间需要转科时，经转入科室医师会诊并同意接收后，由转出科室和转入科室医师分别书写的记录，包括转出记录和转入记录。

2. 转出记录由转出科室医师在患者转出科室前书写完成（紧急情况除外）。内容包括入院日期、转出日期，转出科室，转入科室，患者姓名、性别、年龄、主诉、入院情况、入院诊断、诊疗经过、目前情况、目前诊断、转科目的、注意事项、医师签名等。转出记录应特别注意交代清楚患者当前的病情和治疗及转科时需注意事项。患者转科后尚需继续进行的本科治疗项目也应详细交代，以防转科之际发生病情突变或治疗脱节。有本科特殊治疗者（如洋地黄制剂、化疗、胰岛素等）需特别交代其继续治疗的要求与注意事项；患者心理状况如有特殊情况（如悲观失望、有自杀倾向等）也应交代。

3. 转入记录由转入科室医师于患者转入后24小时内完成。内容包括入院日期、转出科室、转入日期，转入科室，患者姓名、性别、年龄、主诉、入院情况、入院诊断、诊疗经过、目前情况、目前诊断、转入诊疗计划、医师签名等。转入记录扼要记录患者转科原因、转科前的病情、转入时的病情，应将重点放在转入所属专科的病史和体检上，并制订出转入后的具体诊疗计划。不能简单抄袭转出记录。

4. 同一专业间患者转科主管医师不变时（如先天性室间隔缺损的手术患者由心外科→心外ICU→心外科），不用书写转科记录；不同专业间患者转科主管医师有变更时（如普外科→外科ICU→普外科），应书写转科记录。

二、转科记录格式

1. 转出记录格式

转　出　记　录	
姓名：	出生地：
性别：	住址：
年龄：	入院时间：
婚姻：	转出时间：
职业：	转出科室：
民族：	本科住院天数：

入院时情况：

入院诊断：

诊疗经过：

目前情况：

目前诊断：

转科目的及注意事项：

医师签名

2. 转入记录的格式

转　入　记　录	
姓名：	入院时间：
性别：	转入时间：
年龄：	转入科室：
婚姻：	记录时间：

续表

职业：	记录者：
民族：	
主诉： 现病史： 既往史： 个人史： 婚育史： 家族史：	
体　格　检　查	
辅　助　检　查	
最后诊断： 上级医师 / 经治医师	初步诊断： 经治医师

三、转科记录示例

1. 转出记录示例

转　出　记　录	
姓名：李××	出生地：××省××市
性别：男	住址：××省××市××区××路××号
年龄：48 岁	入院时间：2015-08-06，11：10：28
婚姻：已婚	转出时间：2015-08-10，13：06：27
职业：无	转出科室：呼吸内科
民族：汉	本科住院天数：4 天

续表

入院时情况：患者于 2015 年 2 月出现咳嗽、咳痰，伴乏力、盗汗明显，无发热、胸痛、心悸等不适，就诊于当地卫生所，予抗感染对症治疗（具体用药及用量不详），患者症状未见好转，就诊于××市第四人民医院。胸片示：双肺纹理增多、紊乱，右肺上叶见斑片状密度增高影，边界模糊，右侧肺门旁可见数个囊性低密度影，呈串珠样改变，考虑“右肺结核可能性大”，为进一步诊治就诊于××市第三人民医院。胸部 CT（2015-03-10）示：右肺上叶可见结节灶，边缘不清，给予克林霉素、喜炎平抗感染、祛痰治疗；复查胸部 CT（2015-03-23）示：右上肺叶可见斑片状密度增高影，边缘模糊，诊断为“继发性肺结核，右肺，涂（-）”，给予异烟肼、利福平抗结核治疗；复查胸部 CT（2015-04-13）示：右肺上叶结节灶，考虑结核球，纵隔内淋巴结钙化，病灶无吸收，继续抗结核治疗 1 个月；肝肾功能检查未见异常，继续服用上述抗结核药物 1 个月，之后未再继续进行治疗；复查胸部 CT（2015-07-27）示：右肺可见一薄壁空洞。4 天前患者咳嗽，伴声嘶，进食水时易呛咳，无咳痰、胸闷、胸痛、低热、盗汗等不适。为进一步诊疗，今日从门诊收入我科。自发病以来，患者精神、食欲可，大小便可，偶有便秘，近期体重未见明显变化。入院后查体：右侧锁骨上触及一淋巴结，黄豆大小，质硬，活动度好。胸廓对称无畸形，双肺呼吸动度正常，肋间隙无增宽、变窄，双侧触觉语颤正常，未触及胸膜摩擦感，双肺叩诊清音，听诊双肺呼吸音清，双下肺未闻及干湿啰音。

入院诊断：1.双肺占位原因待查、肺癌不除外；2.右侧三叉神经鞘瘤伽马刀术后。

诊疗经过：入院后完善相关检查，对存在肺结核的可能，针对性做了痰常规、PPD 实验、结核三项、结核杆菌 γ 干扰素释放试验及支气管镜刷检涂片查找抗酸杆菌等检验，未找到诊断结核的证据，考虑肺结核的可能性不大。电子支气管镜刷片未找到癌细胞。PET-CT 示：右肺上叶前段空洞性占位，较前增大，葡萄糖代谢增高，考虑恶性病变-瘢痕恶变；双肺多发空洞性结节，较前显著增多，考虑多发转移瘤，纵隔、右锁骨上窝、右肺门淋巴结转移，不除外合并真菌感染可能。为进一步明确诊断，经院内胸部肿瘤会诊中心会诊，建议行胸腔镜手术肺活检，今日转至胸外科。

目前情况：患者精神、饮食、睡眠可，声音嘶哑，无明显其他不适反应，各项生命体征平稳。查体：右侧锁骨上触及一淋巴结，黄豆大小，质硬，活动度好。胸廓对称无畸形，双肺呼吸动度正常，肋间隙无增宽、变窄，双侧触觉语颤正常，未触及胸膜摩擦感，双肺叩诊清音，听诊双肺呼吸音清，双下肺未闻及干湿啰音。

目前诊断：1.右肺占位待查、肺癌？继发性肺结核？ 肺炎？ 2.右侧三叉神经鞘瘤伽马刀术后。

转科目的及注意事项：进一步明确诊断。近期患者偶感头晕、乏力及四肢无力，存在易跌倒的风险，注意防范。

任××

2. 转入记录示例

转 入 记 录

姓名：李××	入院时间：2015-08-06，11：10：28
性别：男	转入时间：2015-08-10，13：25：16
年龄：48 岁	转入科室：胸外科
婚姻：已婚	记录时间：2015-08-10，14：18：56
职业：无	记录者：张××
民族：汉	

主诉：咳嗽、咳痰、胸痛 6 月余。

现病史：患者于 2015 年 2 月出现咳嗽、咳痰，伴乏力、盗汗明显，无发热、胸痛、心悸等不适，就诊于当地卫生所，予抗感染对症治疗（具体用药及用量不详），患者症状未见好转，就诊于××市第四人民医院，行胸片示：双肺纹理增多、紊乱，右肺上叶见斑片状密度增高影，边界模糊，右侧肺门旁可见数个囊性低密度影，呈串珠样改变，考虑“右肺结核可能性大”，为进一步诊治就诊于××市第三人民医院，行胸部 CT（2015-03-10）示：右肺上叶可见结节灶，边缘不清，给予克林霉素、喜炎平抗感染、祛痰治疗；复查胸部 CT（2015-03-23）示：右上肺叶可见斑片状密度增高影，边缘模糊，诊断为“继发性肺结核，右肺，涂（-）”，给予异烟肼、利福平抗结核治疗；复查胸部 CT（2015-04-13）示：右肺上叶结节灶，考虑结核球，纵隔内淋巴结钙化，病灶无吸收，继续抗结核治疗 1 个月；肝肾功能检查未见异常，继续服用上述抗结核药物 1 个月，之后未再继续进行治疗；复查胸部 CT（2015-07-27）示：右肺可见一薄壁空洞。4 天前患者咳嗽，伴声嘶，进食水时易呛咳，无咳痰、胸闷、胸痛、低热、盗汗等不适。为进一步诊疗，今日从门诊收入我科。自发病以来，患者精神、食欲可，大小便可，偶有便秘，近期体重未见明显变化。

既往史：2010 年因“右侧三叉神经鞘瘤”在××医院行“伽马刀治疗”，术后恢复良好。否认冠心病、高血压、糖尿病等慢性病史，否认肝炎、疟疾、结核等传染病史，否认其他手术及外伤史，否认输血史。否认青霉素、头孢类、磺胺类等药物及食物过敏史，预防接种史随当地进行。

个人史：生长于原籍，否认疫源地、疫水接触史，否认放射、毒物接触史，否认毒品、药品依赖史，否认冶游史，自诉吸烟史 10 余年，约 20 支/天，否认酗酒史。

续表

婚育史：适龄婚育，育有1子1女，爱人及子女体健。

家族史：否认家族遗传性疾病病史。

体　格　检　查

发育正常，营养中等，神志清楚，表情自如，活动正常，查体合作。全身皮肤黏膜未见黄染及出血点，右侧锁骨上触及一淋巴结，黄豆大小，质硬，活动度好。头颅无畸形。眼睑无水肿，球结膜轻度水肿，两侧瞳孔等大等圆，对光反射灵敏。鼻无畸形，通气良好。外耳道无脓性分泌物。口唇发绀，伸舌居中，扁桃体无肿大，咽部充血。颈部活动自如，无颈静脉怒张，气管居中。呼吸系统详见专科查体。心前区无隆起，剑突下可见心尖搏动，范围较弥散。未触及细震颤。心界叩不出，心率 88 次 / 分，律齐，各瓣音区未闻及病理性杂音。腹平软，全腹无压痛及反跳痛，肝肋缘下 2cm，剑突下 3cm，质韧，边缘钝，无触痛；脾未触及。移动性浊音（—）。肠鸣音正常。肛门、直肠、外生殖器未查。脊柱、四肢无畸形，运动无障碍，关节无红肿，无杵状指、趾，双下肢膝关节下呈凹陷性水肿。腹壁反射、肱二头肌反射、肱三头肌反射、膝反射、跟腱反射正常，巴宾斯基征、脑膜刺激征未引出。

专科查体：胸廓无畸形，肋间隙无增宽。双肺呼吸动度正常，语颤正常，未触及胸膜摩擦感，叩诊清音。双肺呼吸音清，双下肺未闻及干湿啰音。

辅　助　检　查

2015-03-10 胸部 CT：右肺上叶可见结节灶，边缘不清，考虑“右肺结核可能性大”。

2015-07-27 胸部 CT：右肺上叶可见一薄壁空洞，考虑结核球，纵隔内淋巴结钙化，病灶较前无吸收。

最后诊断：

初步诊断：

1. 右肺占位待查 肺癌？继发性肺结核？肺炎？
2. 右侧三叉神经鞘瘤伽马刀术后

张××

第七节　阶段小结书写要求及格式

一、阶段小结书写要求

1. 阶段小结是指患者住院时间较长，由经治医师每月所做的病情及诊疗情况的总结。

2. 阶段小结内容包括入院日期、小结日期，患者姓名、性别、年龄、主诉、入院情况、入院诊断、诊疗经过、目前情况、目前诊断、诊疗计划、医师签名等。阶段小结重点是入院后至本阶段小结时患者的病情演变、诊疗过程及其结果、目前病情、治疗措施及今后准备实施的诊疗方案等。

3. 交（接）班记录、转科记录可代替阶段小结。

二、阶段小结格式

阶段小结

（时间）

姓名、性别、年龄，因“××”于×年×月×日×时入院。

入院情况：

入院诊断：

诊疗经过：

目前情况：

目前诊断：

下一步诊疗计划：

（医师签名）

三、阶段小结示例

阶段小结

2016-03-26，10：03：07

谢××，男，65 岁，因“反复咳嗽、咳痰 20 余年，加重伴发热 2 天”于 2016 年 2 月 24 日 11 时入院。

入院情况：患者 20 年来多于感冒着凉后出现咳嗽、咳痰，为白色黏痰，易咳出，每年均有发作，对症处理后缓解，未规律服药；15 天前患者无明显诱因出现咳嗽、咳痰加重，痰为黄色黏痰，易咳出，2 天前出现发热，最高体温 39.6℃，伴全身酸痛、恶心、呕吐，腹部不适；既往冠心病、高血压、糖尿病病史，对磺胺类药物过敏，否认青霉素、头孢菌素等药物及食物过敏史；T 37.6℃，P 80 次/分，R 20 次/分，BP 100/ 70mmHg，桶状胸，双侧呼吸动度对称，语颤正常对称，无胸膜摩擦感，双肺叩诊清音，听诊双肺呼吸音粗，双下肺闻及明显湿啰音及散在哮鸣音，未闻及胸膜摩擦音，双下肢无水肿。血常规（2015-12-19）示：中性粒细胞百分比 87.2%、血红蛋白 107g/L、血小板计数 322×10^9/L、

续表

白细胞计数 12.97×10^9/L，肺 CT（2015-12-19）示：双肺多发感染灶；建议抗感染治疗后复查；双肺多发结节影，恶性不除外；双肺慢性支气管炎、肺气肿表现，双肺散在支气管扩张；双肺间质性炎症改变；腹部超声（2015-12-19）示：轻度脂肪肝，胰、脾、双肾、前列腺未见明显异常；心脏超声示：节段性室壁运动异常，左心室收缩功能及舒张功能减低，左心稍大，主动脉瓣钙化，二尖瓣轻度关闭不全，EF 46%；血气分析（2015-12-19）示：pH 7.46，PCO_2 22mmHg，PO_2 58mmHg。

入院诊断：

1. 细菌性肺炎（双肺）
2. 慢性阻塞性肺疾病急性加重期
   Ⅰ型呼吸衰竭
3. 支气管扩张症（双肺）
4. 肺部结节　肿瘤？结核？
5. 高血压病 2 级、极高危
6. 2 型糖尿病
7. 冠状动脉粥样硬化性心脏病
   陈旧性心肌梗死
   冠状动脉支架置入术后
   慢性心力衰竭
   心功能Ⅲ级（NYHA 分级）
8. 脂肪肝
9. 贫血

诊疗经过：入院后给予持续低流量吸氧，脉搏血氧饱和度维持在 89%～92%，同时给予头孢噻肟钠联合莫西沙星抗感染，盐酸氨溴索静脉滴注化痰治疗，间断雾化吸入氨茶碱，患者咳嗽、咳痰症状明显减轻，低温逐渐下降，血象下降，但憋喘症状改善不明显。复查 CT 示：双肺感染灶炎症阴影消散，但仍有多发结节影，恶性肿瘤可能性大。同时心电监护显示阵发性房颤，严格控制入量，并给予胺碘酮治疗，心律失常改善不明显。血糖、血压控制可。

目前情况：营养不良，慢性病容，神志清楚。皮肤黏膜苍白，锁骨上淋巴结未触及。桶状胸，双侧呼吸动度对称，语颤正常对称，无胸膜摩擦感，双肺叩诊清音，听诊双肺呼吸音粗，双下肺闻及散在哮鸣音，未闻及胸膜摩擦音，双下肢无水肿。实验室检查：Hb 90g/L，RBC 2×10^{12}/L，WBC 5.7×10^9/L，N 0.60。

续表

目前诊断： 1. 细菌性肺炎（双肺） 2. 慢性阻塞性肺疾病急性加重期 I 型呼吸衰竭 3. 支气管扩张症（双肺） 4. 肺部结节 肿瘤？结核？ 5. 高血压病 2 级、极高危 6. 2 型糖尿病 7. 冠状动脉粥样硬化性心脏病 陈旧性心肌梗死 冠状动脉支架置入术后 慢性心力衰竭 心功能Ⅲ级 （NYHA 分级） 8. 脂肪肝 9. 贫血 下一步诊疗计划：暂停抗生素治疗，同时给予激素+氨茶碱雾化吸入改善患者呼气性呼吸功能障碍，同时继续持续低流量吸氧改善氧合；择期行 CT 引导下肺穿刺活检明确肺部结节性质；密切观察患者心电变化，请心内会诊，协助诊治阵发性房颤及心力衰竭。 王××

第八节　抢救记录书写要求及格式

一、抢救记录书写要求

1. 抢救记录是指患者病情危重，采取抢救措施时所做的记录。

2. 抢救记录的内容应包括患者病情变化情况、抢救时间及措施、参加抢救的医务人员姓名及专业技术职称等，有副高职称以上的上级医师到场指导抢救，记录抢救时间应具体到分钟。

3. 抢救记录由参加抢救的执业医师书写。按时间顺序详细记录病情变化及所采取的具体措施，如药物治疗、气管插管、呼吸机的使用、心脏复苏、除颤器的使用等。如患者亲属要求放弃抢救，应签署知情同意书，并记录在案。

4. 因抢救急危患者，未能及时书写病历的，有关医务人员应当在抢救结束后 6 小时内据实补记，并加以注明。

5. 如抢救失败患者死亡，尤其对医患双方当事人不能确定死因或对死因有异议者，应动员其近亲属做尸体解剖。医师应向死者近亲属告知尸解对尸体保存的要求、尸解的目的等，签署尸解同意书。若死者近亲属拒绝尸解及拒签同意书，告知医师应如实将告知的情况及近亲属的意见记录在病历上。

二、抢救记录格式

抢救记录

（时间）

（抢救过程记录）

（医师签名）

三、抢救记录示例

抢救记录

2015-12-26，23：56：48

患者于今日 23：05 突然憋喘加重，不能平卧，咳粉红色泡沫样痰，心电监护显示 ST 段明显抬高，血压 130/80mmHg，听诊双肺满布湿啰音、奔马律。考虑急性左心衰竭，立即给予呋塞米 20mg 静脉推注，硝酸甘油 20μg/min 持续微量泵入，吸纯氧。患者病情无好转，家属拒绝行气管插管、心血管介入等急救措施并签署知情同意书，仅同意药物治疗。23：30 患者状况进一步恶化，意识模糊、血压下降，心电监护呈心室颤动，静脉注射利多卡因 75mg 无好转，立即予以胸外心脏按压，给予 250J 电除颤，无效，静脉推注肾上腺素 1mg 和利多卡因 75mg 后，再次 300J 电除颤，仍无效，很快出现心电静止，继续胸外心脏按压，辅助通气，重复静脉推注肾上腺素、多巴胺等药物，心电监护持续直线，抢救 35 分钟后仍无效，于 23：47 宣布临床死亡。张××主任医师、宋××主治医师、王××主管护师、张××护士参加抢救。患者女儿抢救时在场，对死因及抢救治疗措施无异议，不同意尸解。

张×× / 宋××

第九节　有创诊疗操作记录书写要求及格式

一、有创诊疗操作记录书写要求

1. 有创诊疗操作记录是指在临床诊疗活动过程中进行的各种诊断、治疗性操作，包括介入诊疗、临床常用诊疗技术（如胸腔穿刺、腹腔穿刺）等的记录。

2. 有创诊疗操作记录内容包括操作名称、操作时间、操作步骤、结果及患者一般情况，记录过程是否顺利、有无不良反应，术后注意事项及是否向患者说明，操作医师签名。操作步骤按照《临床操作技术规范》进行操作和记录。如记录穿刺时患者的体位和注意事项，穿刺部位和定位依据，消毒的方法、步骤和范围，麻醉药品种类、浓度、用量和麻醉方法，穿刺进针的方向和深度，抽取的标本量、外观性状和送检项目，退出穿刺针后的处理，穿刺操作后的生命体征观察以及向患者交代的注意事项。

3. 有创诊疗操作记录应当在操作完成后即刻书写。可另立单页，也可在病程中记录。

二、有创诊疗操作记录格式

××操作记录

（时间）

（有创诊疗操作记录）

（医师签名）

三、有创诊疗操作记录示例

胸腔穿刺操作记录

2016-10-09，09：47：52

今日 9：30 在处置室行胸腔穿刺术。患者取坐位，面向椅背，两前臂置于椅上，前额俯首于前臂上，背对术者，以左侧肩胛线与第 8 肋间焦点处作为穿刺点。常规消毒，戴无菌手套，铺洞巾。用 2%利多卡因 3ml 于穿刺点，做局部浸润麻醉。以左手示指和中指固定穿刺部位皮肤，右手持穿刺针于穿刺点垂直进针，并抽吸胸腔积液，共抽出淡黄色液体 500ml，并留取标本分别送常规、生化及细菌培养检查，抽液完毕，拔针，消毒。覆盖无菌纱布，包扎固定。嘱患者卧床休息。术中、术毕患者无不适感。

孙××

第十节　会诊记录书写要求及格式

一、会诊记录书写要求

1. 会诊记录（含会诊意见）是指患者在住院期间需要其他科室或者其他医疗机构协助诊疗时，分别由申请医师和会诊医师书写的记录。内容包括申请会诊记录和会诊意见记录。

2. 申请会诊记录应当简要说明患者病情及诊疗情况、申请会诊的理由和目的，申请会诊医师签名等。

3. 会诊记录内容包括会诊医师所在科别或者医疗机构名称、会诊意见、会诊时间及会诊医师签名等。常规会诊意见记录应当由会诊医师在会诊申请发出后 72 小时内完成，急会诊时会诊医师应当在会诊申请发出后 15 分钟内到场，并在会诊结束后即刻完成会诊记录。

4. 申请会诊医师应在病程记录中记录会诊意见执行情况。

5. 会诊记录应另页书写。

二、会诊记录格式

科间会诊通知单

姓名　　科别　　性别　　年龄　　床号　　ID 号

请求会诊科室：　　　　日期：

简要病情：

会诊目的：

医师签名：　　申请日期：

会诊意见：

会诊医师签名：　　时间：　　年　　月　　日

三、会诊记录示例

科间会诊通知单

姓名 李×× 科别 骨科 性别 男 年龄 47岁 床号 16 ID号 10337215

请求会诊科室：呼吸内科 日期：2016-04-14，09：32：20

简要病情：患者于2016年4月3日23时不慎被绊倒、向前摔倒，下颌着地，摔倒后自行站起，顿感双上肢前臂尺桡侧麻木胀痛，程度剧烈，双上肢无力不能握拳，持物不稳，精细活动不能完成，平躺、坐位休息均不能缓解；伴有双大腿无力，无放射性疼痛，无意识丧失。门诊以“颈髓损伤”收住我科，4月4日行手术治疗，术后给予甘露醇脱水减压、营养神经等，患者前述症状未有加重。昨日出现发热，体温最高达38.5℃，X线显示右下肺片状模糊影，WBC 16×10^9/L，N 0.90。

会诊目的：拟诊为右下肺炎，现请贵科协助诊断并处理。

医师签名：王×× 申请日期：2016-04-18

会诊意见：

病史敬悉。患者颈髓损伤术后出现发热，X线显示右下肺片状模糊影，血常规升高明显。患者年龄较大，可因长期卧床、颈髓损伤导致呼吸活动度减小，患者自主咳嗽、排痰能力下降，导致肺部感染。

处理意见：

（1）同意贵科诊断：右下肺炎。

（2）给予头孢唑林钠+左氧氟沙星抗感染治疗。

（3）沐舒坦化痰治疗，并加强翻身拍背，促进排痰。

（4）同时积极处理贵科疾病。

会诊医师签名：张×× 时间：2016年4月15日

第十一节　术前小结书写要求及格式

一、术前小结书写要求

1. 术前小结是指在患者手术前，由经治医师对患者病情所做的总结。

2. 择期手术必须有术前小结，一般应在术前24小时内完成；急危手术可免写术前小结，但术前小结的相关内容应记录在首次病程记录中。

3. 术前小结内容包括简要病情、术前诊断、手术指征、拟施手术名称和方式、拟施麻醉方式、注意事项，并记录手术者术前查看患者相关情况等。书写时应注意：

（1）简要病情应简要记录病史、重要阳性及阴性体征、有意义的辅助检查结果。

（2）手术指征要列出进行手术的理由，不能简单地把病名作为手术指征。

（3）注意事项：应记录术前准备情况、术中注意及术后处理等。

1）术前准备情况：如常规化验检查和特殊检查结果；备皮及某些专科的手术区局部准备的要求；血型及备血数量；皮肤过敏试验（青霉素、普鲁卡因等过敏试验）；术前用药及术中或术毕所需的特殊物品；是否已签订手术、快速冰冻等协议书；重大手术、疑难手术、新开展的手术、请外院医师会诊的手术等是否审批备案等。

2）术中注意事项：依手术中解剖部位的不同而注意手术操作中可能出现的副损伤，如甲状腺次全切除手术中应注意喉上神经、喉返神经及甲状旁腺的保护，注意止血等。肿瘤外科除了要遵循一般外科手术原则外，尚需有严格的无瘤观念，避免肿瘤播散。

3）术后处理措施：主要写出术后可能出现的并发症的观察和处理办法，各种引流管和生命体征的观察等。

二、术前小结书写格式

术前小结

（时间）

姓名、性别、年龄，因“××”于×年×月×日×时入院。

1. 术前诊断：

2. 诊断依据：

3. 手术适应证：

4. 麻醉及术式：

5. 术前准备：

6. 注意事项：

（医师签名）

三、术前小结示例

术前小结

2014-10-03，09：27：16

付××，女，79 岁，已婚，因“摔倒后左髋部疼痛伴活动受限 8 小时” 于 2014 年 9 月 29 日 17 时入院。

（一）术前诊断：1. 左股骨颈骨折；2. 高血压 2 级，极高危；3. 陈旧性脑梗死。

（二）诊断依据：患者于 2014 年 9 月 29 日行走时不慎摔倒，左髋部着地，当即感左髋部疼痛，活动轻度受限。查体：左髋部无可见瘀青、肿胀，左下肢可部分主动活动，患肢轻度短缩，无明显外旋畸形。左髋部压痛，大粗隆、下肢纵向叩击痛（+），双下肢感觉正常，足背动脉搏动正常，双侧巴宾斯基征阴性。CT 提示：左股骨颈骨折。

（三）手术适应证：患者左股骨颈骨折诊断明确，目前症状严重，严重影响患者日常生活，手术指征明确。

（四）麻醉及术式：拟在全身麻醉下行人工股骨头置换术（非骨水泥型）及人工髋臼置换术（非骨水泥型）。

（五）术前准备：患者术前诊断明确，血常规、生化、凝血、免疫等化验结果基本正常，胸片、心电图、下肢血管超声、超声心动图结果无明显异常，无明确手术禁忌。相关手术事宜已告知患者及其家属，手术同意书、输血同意书已签。

（六）注意事项：患者老年女性，既往有高血压、脑梗死病史，注意监测患者术中生命体征。术中需注意动作轻柔、保护周围软组织；术中注意髋臼假体的前倾、外翻角，术中需透视确定假体位置是否合宜。

王××

第十二节　术前讨论记录书写要求及格式

一、术前讨论记录书写要求

1. 术前讨论记录是指因患者病情较重或手术难度较大，手术前在上级医师主持下，对拟实施手术方式和术中可能出现的问题及应对措施所做的讨论。

2. 术前讨论记录讨论内容包括术前准备情况、手术指征、手术方案、可能出现的意外及防范措施、参加讨论者的姓名及专业技术职务、具体讨论意见及主持人小结意见、讨论日期、记录者签名等。

3. 术前讨论应全面、具体。围绕术前准备情况、手术指征、手术方案、可能出现的意外及防范措施进行讨论；必要时请护士长参加，提出术后护理应注意的事项及护理要求。要体现出对病情的整体分析，对疾病的认识及讨论后所决定的手术方法。术前准备情况包括患者术前的身体状况，术前必要的各项检查结果，以及各种影响手术的不利因素的控制情况（如感染、高血糖等），不能泛泛注明“术前准备已完成”。要针对患者病情，讨论可实施的各种治疗方案（包括手术方法）的优缺点，最终选择一种较为适宜患者的手术方法。手术方案应明确具体，要充分记录术中可能出现的意外情况并制订详细的防范措施。

4. 要详细记录每个人的具体发言内容，不能只记录综合意见。参加手术的医师（术者、助手）必须参加术前讨论，主持人应对术前讨论记录审阅修改并签名。

5. 术前讨论记录应在术前 72 小时内完成。

二、术前讨论记录格式

术前讨论

（时间）　　　　　　　　　　　　　　　　地点：

参加人员：

主持人：

记录内容：

（医师签名）

三、术前讨论记录示例

术前讨论

2016-03-01，09：00：12　　　　　　　　　地点：骨科医生办公室

参加人员：刘××主任医师、郭××主任医师、靖××副主任医师、李××主治医师、王××住院医师、朱××进修医师。

主持人：王××主任医师

记录内容：

李××主治医师：岳××，男，52 岁，未婚，因双髋部疼痛伴活动受限 1 年余入院。查体：轮椅推入病房，因疼痛卧床，双髋部局部无肿胀，左髋前方腹股沟中点压痛明显。左髋因疼痛拒动，左髋屈伸展收查体不满意，活动严重受限，左侧 4 字试验（+）。双下肢感觉肌力正常。双侧膝反射及踝反射正常，病理征未引出。Harris 评分：左髋 30 分，右髋 95 分。 外院 X 线片示：双侧股骨头坏死。“双侧股骨头坏死”诊断明确。患者目前疼痛症状明显，活动受限，严重影响生活，个人及家属要求手术治疗意愿强烈，有行左侧全髋关节置换术适应证。入院后，完善相关检查，排除手术禁忌，术前准备已基本完成。患者目前基础状态尚可，可行人工全髋关节置换术。

续表

靖××副主任医师：结合病史、查体及影像学资料目前股骨头坏死诊断明确。患者病史较长，髋关节功能受限严重，长时间保守治疗无效，可积极完善术前评估及准备，目前未发现明显手术禁忌证，可行左侧全髋关节置换手术治疗，缓解患者疼痛，改善关节功能，提高患者生活质量。积极做好围手术期处理。 刘××主任医师：同意以上医师的意见，患者诊断明确，手术指征明显，全髋关节置换手术对于改善患者术后生活质量有很大帮助。患者 52 岁男性，除左侧大腿活动明显受限外，一般状况良好，可耐受全髋关节置换手术，术前评估未发现明显禁忌，可择期行该手术。手术可选择全身麻醉，该手术术中出血可能较多，需提前做好输血准备。 王××主任医师：同意李××主治医师、靖××副主任医师及刘××主任医师的分析，患者目前诊断明确，手术指征明确，进一步完善术前评估后可行手术治疗，患者预行左侧人工全髋关节置换术，手术创伤大，术中、术后出血可能较多，术前需备血，必要时输血治疗，积极完善术前评估及术前准备，择期手术治疗。大家意见基本统一，决定如下：患者诊断明确，术前准备已较为充分，有手术指征，无明显手术禁忌，根据讨论意见拟实施左侧全髋关节置换手术。手术安排在 3 月 2 日 8 时进行，由靖××副主任医师为手术者。 王××／李××

第十三节　手术记录书写要求及格式

一、手术记录书写要求

1. 手术记录是指手术者书写的反映手术一般情况、手术经过、术中发现及处理等情况的特殊记录，应当在术后 24 小时内完成。特殊情况下由第一助手书写时，应有手术者签名。

2. 手术记录应当另页书写，内容包括一般项目（患者姓名、性别、科别、病房、床位号、住院病历号或病案号）、手术日期、术前诊断、术中诊断、手术名称、手术指导者、手术者及助手姓名、麻醉方法、手术经过、术中出现的情况及处理等。严格按照《临床技术操作规范》进行手术和记录。手术经过、术中出现的情况及处理应记录以下内容：

（1）术时患者体位，皮肤消毒方法，消毒巾的铺盖，切口部位、方向、长度、解剖层次及止血方式。

（2）探查情况及主要病变部位、大小、与邻近器官或组织的关系；肿瘤应记录有无转移、淋巴结肿大等情况。如与临床诊断不符合时，更应详细记录。

（3）手术的理由、方式及步骤，应包括离断、切除病变组织或脏器的名称范围，修补重建组织与脏器的名称，吻合口大小及缝合方法，缝线名称及粗细号数；引流材料的名称、数目和放置部位，吸引物的性质及数量；使用的人体置入物及各种特殊物品的名称、型号、数量、厂家等（术后将其标示产品信息的条形码贴入病历）。手术方式及步骤必要时绘图说明。

（4）术毕敷料及器械的清点情况。

（5）送检化验。培养、病理标本的名称及病理标本的肉眼所见情况。

（6）术中患者耐受情况，失血量，术中用药，输血量，特殊处理和抢救情况。

（7）术中麻醉情况，麻醉效果是否满意。

（8）如改变原手术计划，术中更改术式、需增加手术内容或扩大手术范围时，需阐明理由，并告知患方，重新签署手术同意书后方可实施新的手术方案。

3. 手术记录由手术者书写并签名；特殊情况下由第一助手书写时，必须有手术者审阅签名（包括外请专家手术时）。

4. 一台手术需由多个科室、多名手术者完成时，由手术者分别书写所做手术的手术记录，不能由一名手术者全部书写。

二、手术记录格式

第×次手术记录

姓　名：	科　室：
性　别：	床　号：
年　龄：	住院号：

手术时间：
术前诊断：
术中诊断：
手术名称：
手 术 者：
助　　手：
麻醉医师：
护　　士：
麻醉方法：
手术经过：

手术者签名
记录者签名
（时间）

三、手术记录示例

第×次手术记录	
姓　名：王××	科　室：普通外科
性　别：女	床　号：5
年　龄：32	住院号：10372485

手术时间：2016-07-02　09：40—11：00

术前诊断：急性阑尾炎

术中诊断：急性阑尾炎

手术名称：阑尾切除术

手术者：付××

助　手：张××

麻醉医师：王××

护　士：李××

麻醉方法：硬膜外麻醉

手术经过：硬膜外麻醉生效后，患者取仰卧位，手术野皮肤常规消毒，铺无菌巾、单。取右下腹麦氏点切口，长约 6.0cm，逐层切开皮肤、皮下，腹外斜肌腱膜，钝性分离腹内斜肌、腹横肌，切开腹膜进入腹腔。腹腔内有少量渗出，沿结肠带找到阑尾，见阑尾长约 7.0cm，直径 0.8cm，呈紫红色，腔内积脓。术中诊断：急性阑尾炎。决定行阑尾切除术。沿阑尾分别钳夹系膜，切断、缝扎系膜，距阑尾根部约 0.3cm 切断阑尾，残端以苯酚、乙醇烧灼后，于盲肠壁约 0.8cm 行荷包缝合包埋阑尾残端。将系膜固定于荷包处。清拭腹腔，查腹腔无活动出血点，清点器械及纱布无误，缝合皮下、皮肤，术终。

手术者签名　付××

记录者签名　付××

2016-07-02，12：10：48

第十四节　术后首次病程记录书写要求及格式

一、术后首次病程记录书写要求

1. 术后首次病程记录是指参加手术的医师在患者术后即时完成的病程记录。

2. 术后首次病程记录内容包括手术时间、术中诊断、麻醉方式、手术方式、手术简要经过、术后处理措施、术后应当特别注意观察的事项及向患方告知手术情况等。

二、术后首次病程记录格式

术后首次病程记录

（时间）

（术后首次病程记录内容）

（医师签名）

三、术后首次病程记录示例

术后首次病程记录

2016-07-02，09：30：19

患者主要症状为转移性右下腹痛，术前诊断为急性阑尾炎，今日 09：00 硬膜外麻醉下行阑尾切除术。取右下腹麦氏点切口，长约 6.0cm，逐层切开皮肤、皮下、腹外斜肌腱膜，钝性分离腹内斜肌、腹横肌，切开腹膜进入腹腔。腹腔内有少量渗出，沿结肠带找到阑尾，见阑尾长约 7.0cm，直径 0.8cm，呈紫红色，腔内积脓。术中诊断：急性阑尾炎。沿阑尾分别钳夹系膜，切断、缝扎系膜，距阑尾根部约 0.3cm 切断阑尾，残端以苯酚、乙醇烧灼后，于盲肠壁约 0.8cm 行荷包缝合包埋阑尾残端。将系膜固定于荷包处，术终。术后安返病房，嘱患者平躺去枕静卧，6 小时内禁水，待排气后可进少量流食。术后查体：血压 110/70mmHg，心率 70 次/分，肠鸣音 1 次/分，伤口包扎处敷料少量渗血，余无异常。诉轻微腹胀，伤口疼痛，给予镇痛等对症治疗，密切观察病情。

王××

第十五节 麻醉前访视记录书写要求及格式

一、麻醉前访视记录书写要求

1. 麻醉前访视记录是指在麻醉实施前，由麻醉医师对患者拟施麻醉进行风险评估的记录。麻醉前访视记录另立单页。

2. 麻醉前访视记录内容包括姓名、性别、年龄、科别、病历号，患者一般情况、简要病史、与麻醉相关的辅助检查结果、拟行手术名称、麻醉适应证及麻醉中需注意的问题、麻醉医师签字并填写日期。

二、麻醉术前访视记录格式

××医 院

麻 醉 前 访 视 记 录

姓名________性别________年龄________科室________床号________住院号________

术前诊断____

拟手术名称____

一、经查阅病史及体检后，目前患者情况：

体重_______kg 体温_______℃ 脉搏_______bpm 呼吸_______bpm

血压________________mmHg

一般情况： 特殊情况：

神志：

系统病史及治疗药物：____

手术麻醉史：

过敏史：

头颈部：

口腔：张口：________________________牙齿：____________________

心肺听诊：____

肌力及感觉：上肢体： 下肢体：

脊柱状况：

心功能分级：

心电图：____

胸片或胸透：

肺功能：

肝功能： 肾功能：

其他异常检查指标：（血气分析等）________________________________

ASA 病情估计分级：

续表

二、实验室检查				
肝功能：	SGpT：	HBsAg：	A/G：	
血生化：	Hb：	PT：	APTT：	HCl：
血气分析：	pH：	PaO_2：	$PaCO_2$：	
	BE：		HCO_3^-：	
电解质：	K：	Na：	Cl：	
肾功能：	CO_2CP：	BUN：	血糖：	尿糖：
三、术中困难估计及预防措施：				
			医师：________________ ________年______月______日	

第十六节　麻醉记录书写要求及格式

一、麻醉记录书写要求

1. 麻醉记录是麻醉医师在麻醉实施过程中书写的麻醉经过及处理措施的记录。

2. 麻醉记录应当用专用表格填写，在麻醉结束后完成。

3. 麻醉记录内容包括患者一般情况、术前特殊情况、麻醉前用药、术前诊断、术中诊断、手术方式及日期、麻醉方式、麻醉诱导及各项操作开始及结束时间、麻醉期间用药名称、方式和剂量、麻醉期间特殊或突发情况及处理、手术起止时间、麻醉医师签名等。

4. 书写麻醉记录时应注意

（1）详细记录麻醉全部过程。

（2）重要麻醉和手术步骤的时间和过程，如诱导、摆放体位、气管插管等。

（3）记录所有的术中监测项目（包括实验室检验和心电图检查）。

（4）详细记录术中静脉输液和输注血液、血液制品的情况。

（5）术中改变麻醉方式时需重新进行告知，签署新的知情同意书，并记录理由。

二、麻醉记录格式示例

×× 医院

麻 醉 记 录

________科________床号　　　　　　　　日期__________病案号__________

姓名__________ 性别____年龄____体重____体温____脉搏____呼吸____血压____

一般情况 __ 优 __ 中 __ 劣 __ 危 __ 急（优中）__ 急（劣）__ 急（危）特殊情况：

手术前诊断：____________________

拟行手术：____________________

麻醉前用药：____________________

时　　间

患者体位

仰卧、侧卧、左、右、伏卧、截石位垂头（仰、伏、侧、截）

肝功	SGpT		200
	HBsAg		38–180
	A/G		36–160
血生化	Hb		34–140
	PT		32–120
	APTT		30–100
	HCl		28–80
血气分析	pH		26–60
	PaO_2		40
	$PaCO_2$		30
	PaO_2		20
	BE		10
	HCO_3^-		0
电解质	K^+		输血
	Na^+		输液
	Cl^-		符号
肾功能	CO_2CP		
	BUN		
	血糖 尿糖		

符号：血压：╳　脉搏：○　呼吸：○　麻醉：×　置管：θ　拔管：Φ　体温：△　手术：⊙　术毕：⊗

ECG检查

麻醉方法：____________________

插管：气管内、支气管内、快速、表面麻醉、经口、经鼻、明视、探插、套囊、塞布。穿刺部位______ 针号______

针斜面向______ 穿刺时患者位置______ 导管植入____ 厘米

麻醉剂及用量：____________________

手术后诊断：____________________

实施手术：____________________

手术者：____________________

麻醉者：__________ 护士__________

RBC__________毫升

乳酸林格__________毫升

H.S.__________毫升

__________毫升

__________毫升

__________毫升

__________毫升

__________毫升

__________毫升

液入总量__________毫升

第十七节　手术安全核查记录书写要求及格式

一、手术安全核查记录书写要求

1. 手术安全核查记录是指由有执业资质的手术医师、麻醉医师和手术护士三方，分别在麻醉实施前、手术开始前和患者离开手术室前，共同对患者身份、手术部位、手术方式、麻醉及手术风险、手术使用物品清点等内容进行核查的记录，输血的患者还应对血型、用血量进行核对。手术安全核查由手术医师或麻醉医师主持，三方共同执行并逐项填写《手术安全核查表》。

2. 术中用药、输血时，由麻醉医师或手术医师根据情况需要下达医嘱并做好相应记录，由手术室护士与麻醉医师共同核查。

3. 手术安全核查必须依次进行，每一步核查无误后方可进行下一步操作。手术医师、麻醉医师和手术室护士三方核对、确认后，分别在《手术安全核查表》上签名。

二、《手术安全核查表》格式

××医 院

手 术 安 全 核 查 表

科　别：__________ 患者姓名：__________ 性别：________ 年龄：______

病案号：__________ 麻醉方式：__________ 术者：________________

手术方式：__________________________ 手术日期：__________

麻醉实施前	手术开始前	患者离开手术室前
患者姓名、性别、年龄正确： 是 □ 否 □ 手术方式确认： 是 □ 否 □ 手术部位与标识正确： 是 □ 否 □ 手术知情同意：是 □ 否 □ 麻醉知情同意：是 □ 否 □ 麻醉方式确认：是 □ 否 □ 麻醉设备安全检查完成： 是 □ 否 □ 皮肤是否完整：是 □ 否 □	患者姓名、性别、年龄正确： 是 □ 否 □ 手术方式确认： 是 □ 否 □ 手术部位与标识正确： 是 □ 否 □ 手术、麻醉风险预警： 手术医师陈述： 预计手术时间 □ 预计失血量 □ 手术关注点 □ 其他 □	患者姓名、性别、年龄正确： 是 □ 否 □ 实际手术方式确认： 是 □ 否 □ 手术用药、输血的核查： 是 □ 否 □ 手术用物清点正确： 是 □ 否 □ 手术标本确认： 是 □ 否 □ 皮肤是否完整： 是 □ 否 □

续表

术野皮肤准备正确： 是 □ 否 □ 静脉通道建立完成： 是 □ 否 □ 患者是否有过敏史： 是 □ 否 □ 抗菌药物皮试结果： 有 □ 无 □ 术前备血： 有 □ 无 □ 假体□ / 体内置入物□ / 影像学资料□	麻醉医师陈述： 麻醉关注点 □ 其他 □ 手术护士陈述： 物品灭菌合格 □ 仪器设备 □ 术前术中特殊用药情况 □ 其他 □ 是否需要相关影像资料： 是 □ 否 □ 其他：______	各种管路： 中心静脉通路 □ 动脉通路 □ 气管插管 □ 伤口引流 □ 胃管 □ 尿管 □ 其他：______□ 患者去向： 恢复室 □ 病房 □ ICU 病房 □ 急诊 □ 离院 □
其他：______ 手术医师签名：______ 麻醉医师签名：______ 手术护士签名：______ ______	其他：______ 手术医师签名：______ 麻醉医师签名：______ 手术护士签名：______ ______	其他：______ 手术医师签名：______ 麻醉医师签名：______ 手术护士签名：______ ______

第十八节　手术清点记录书写要求及格式

一、手术清点记录书写要求

1. 手术清点记录是指巡回护士对手术患者术中所用器械、敷料、血液等的记录，应当在手术结束后即时完成。手术清点记录应当另页书写，内容包括患者姓名、住院病历号、手术日期、手术名称、术中所用各种器械和敷料数量的清点核对、巡回护士和手术器械护士签名等。

2. 物品清点要求与记录

（1）手术开始前，器械护士和巡回护士须清点、核对手术包中各种器械及敷料的名称、数量，并逐项准确填写。

（2）手术中追加的器械、敷料应及时记录。

（3）手术中需交接班时，器械护士、巡回护士要共同交接手术进展及该台手术所用器械、敷料清点情况，并由巡回护士如实记录。

（4）手术结束前，器械护士和巡回护士共同清点台上、台下的器械、敷料，确认数量核对无误，告知医师。

（5）清点时，如发现器械、敷料的数量与术前不符，护士应当及时要求手术医师共同查找。

3. 器械护士、巡回护士在清点记录单上签名。

4. 术毕，巡回护士将手术清点记录单放于患者病历中，一同送回病房。

二、手术清点记录格式

××医院手术清点记录单

姓名________ 性别____ 年龄____ 科室__________ 床号____ 住院号__________

术前诊断________________________ 手术名称______________________________

药物过敏史______________________ 手术日期______________________________

手术间____________ 入室时间_____________ 出室时间_______________________

品名	术前清点	术中清点	关体腔前	关体腔后	品名	术前清点	术中清点	关体腔前	关体腔后
纱布					棉片				
纱垫					纱球				
缝针					寸带				
棉签					棉球				
器械名称	术前清点	术中清点	关体腔前	关体腔后	器械名称	术前清点	术中清点	关体腔前	关体腔后
大弯血管钳					电头刀				
中弯血管钳					取石钳				
小弯血管钳					胆道探子				
大直血管钳					肠钳				
中直血管钳					肾蒂钳				
小直血管钳					心耳钳				
弯蚊血管钳					肺叶钳				
直蚊血管钳					开胸钳				
艾利斯					咬骨钳				
巾钳					关胸器				
针持					肋骨剥离器				
卵圆钳					扁桃体钳				
刀柄					阻断钳				
组织剪					血管夹				
线剪					脊柱切开器				
压肠板					骨刀				
直角钳					骨凿				
平镊					骨膜剥离器				
牙镊					黏膜剥离器				
拉钩					髓核钳				
组织采取钳					特殊器械				
线轴									

器械护士签名______________ 巡回护士签名______________

备注

第十九节 麻醉术后随访记录书写要求及格式

一、麻醉术后随访记录书写要求

1. 麻醉术后随访记录是指麻醉实施后，由麻醉医师对术后患者麻醉恢复情况进行随访的记录。

2. 麻醉术后随访应当另立单页，住院患者离开 PACU 之后的 48 小时内至少随访一次。

3. 麻醉术后访视记录内容包括姓名、性别、年龄、科别、病历号、患者一般情况、麻醉恢复情况、术后镇痛应用及效果等。如有特殊情况应详细记录，麻醉医师签字并填写日期。

二、麻醉术后访视记录格式

××医 院

麻 醉 术 后 随 访 记 录

姓名________性别________年龄________科室________床号________住院号________

术前诊断______________________________ 拟行手术______________________________

麻醉方法：□全麻 □椎管内麻醉 □臂丛阻滞

术后镇痛：□PCIA □PCEA 镇痛效果：□优 □良 □中 □差

循环系统：心率______次/分 血压______mmHg

呼吸系统：呼吸______次/分 SpO_2______%

四肢肌力及感觉： □正常 □不正常 ________________________________

穿刺部位：□正常 □不正常 意识：□清醒 □谵妄 □昏迷

恶心、呕吐：□有 □无 尿潴留：□有 □无

咽喉疼痛：□有 □无 声音嘶哑：□有 □无

医师：____________________ 随访时间______________________

第二十节 出院记录书写要求及格式

一、出院记录书写要求

1. 出院记录是指经治医师对患者此次住院期间诊疗情况的总结，应当在患者出院后 24

小时内完成。

2. 出院记录内容主要包括入院日期、出院日期、入院情况、入院诊断、诊疗经过、出院诊断、出院情况、出院医嘱、医师签名等。

（1）入院情况：包括主诉、简要病史、主要的体征及有意义的辅助检查结果等。

（2）诊疗经过：为此次住院期间诊疗情况的总结，包括：①住院期间的病情变化；②检查治疗经过，主要用药的名称、疗程、用量；实施手术操作的日期、手术名称、病理检查结果，有意义的辅助检查结果，治疗过程中出现的并发症或不良反应，诊治中还存在的问题等。

（3）出院诊断：诊断全面，书写规范。

（4）出院情况：出院时患者存在的症状、体征及辅助检查的阳性结果；手术切口愈合情况，是否留置引流管、石膏及拆线等情况。各诊断的治疗结果（治愈、好转、未愈、转院、自动出院等），转院时要注明原因。

（5）出院医嘱：①继续治疗（药物药名、剂量、用法、疗程及期限）；②休息期限；③复诊时限，随访要求；④注意事项（如出院后需定期复查的检查项目、伤口换药、康复指导及生活、工作中需注意的事项等）。

3. 书写要认真、具体，以供患者复诊或随访时使用。

4. 出院记录要求另立专页，一式两份，原始页归入病历，复写页交患者或近亲属。

二、出院记录格式

<table>
<tr><td colspan="2" align="center">出 院 记 录</td></tr>
<tr><td>姓　名：</td><td>年　龄：</td></tr>
<tr><td>性　别：</td><td>职　业：</td></tr>
<tr><td>入院时间：</td><td>出院日期：</td></tr>
<tr><td>住院天数：</td><td>记录时间：</td></tr>
<tr><td colspan="2">入院时情况：
入院诊断：
诊治经过：
目前情况：
出院诊断：
今后建议：
（医师签名）</td></tr>
</table>

三、出院记录示例

<table>
<tr><td colspan="2">出 院 记 录</td></tr>
<tr><td>姓　名：钱××</td><td>年　龄：78 岁</td></tr>
<tr><td>性　别：男</td><td>职　业：退休工人</td></tr>
<tr><td>入院时间：2016-05-23，11：42：13</td><td>出院日期：2016-06-04，08：51：37</td></tr>
<tr><td>住院天数：12 天</td><td>记录时间：2016-06-04，10：22：40</td></tr>
<tr><td colspan="2">入院时情况：患者于 2009 年起受凉后出现反复咳嗽，咳大量白痰，前往社区医院就诊，查胸片示肺纹理增粗，给予青霉素类抗生素抗感染治疗后症状逐渐缓解，之后上述症状常于冬春季节气候变化受凉后，活动后症状加重，每年发作时间约 3 个月，喘息症状逐渐加重，平地行走时常因呼吸困难而停下休息，休息后可缓解，咳痰量逐渐增多，每次抗生素治疗的时间加长；2015 年 12 月患者受凉后再次发作，胸闷、喘息，伴明显咳嗽，咳大量白痰，夜间咳嗽症状重，就诊于××市人民医院体检时，查胸片示：肺纹理增粗、紊乱；查肺功能示：残气量增高，使用支气管扩张剂后给予 $FEV_1/FVC<0.70$，$FEV_1\%$预计值=75%。2016 年 5 月 22 日患者受凉后再次出现咳嗽，咳大量黄痰，伴喘息，穿衣服时即可导致症状加重，夜间平卧后症状加重，自行口服茶碱及氨苄西林，症状未缓解。今日就诊于我院急诊，查血常规示：白细胞 $11.87\times10^9/L$，中性粒细胞百分比 0.87，查血气分析示：动脉血二氧化碳分压 78mmHg，动脉血氧分压 53mmHg，动脉血氧饱和度 87%，查肺 CT 示：双肺散在斑片影，多发泡性气肿。为进一步治疗，急诊以“慢性阻塞性肺疾病急性发作、Ⅱ型呼吸衰竭 肺炎”收住我科。
入院诊断：
1．慢性阻塞性肺疾病急性发作
　　Ⅱ型呼吸衰竭
2．肺炎（双肺）
3．高血压 3 级、极高危
诊治经过：患者入院后给予头孢噻肟钠及莫西沙星联合抗感染治疗，盐酸氨溴索祛痰治疗，同时给予无创呼吸机辅助呼吸，氧合改善后改为持续鼻导管低流量吸氧，间断给予氨茶碱雾化吸入治疗。</td></tr>
</table>

续表

目前情况：患者体温恢复正常，憋喘明显改善，可下地活动，双肺湿啰音较入院时明显减少，血压控制稳定。复查血常规示：白细胞 7.67×10^9/L，中性粒细胞百分比 57%；血气分析示：动脉血二氧化碳分压 40mmHg，动脉血氧分压 75mmHg，动脉血氧饱和度 96%。 出院诊断： 1．慢性阻塞性肺疾病急性发作 Ⅱ型呼吸衰竭 2．肺炎（双肺） 3. 高血压 3 级，极高危 今后建议： 1．继续休息，长期家庭氧疗。 2．避免劳累及受凉。 3．带药：阿司匹林 75mg，口服，1 次/日，非洛地平 5mg，口服，2 次/日。 4．1 个月后行肺 CT 复查。 5. 不适随诊。 刘××

第二十一节　死亡记录书写要求及格式

一、死亡记录书写要求

1. 死亡记录是指经治医师对死亡患者住院期间诊疗和抢救经过的记录，应当在患者死亡后 24 小时内完成，记录死亡时间应当具体到分钟。死亡记录另立一页。

2. 死亡记录的内容包括入院日期、死亡时间、入院情况、入院诊断、诊疗经过（重点记录病情演变、抢救经过）、死亡原因、死亡诊断等。

（1）入院情况：包括主要症状、体征，有意义的辅助检查结果等。

（2）诊疗经过：住院后病情演变和诊治情况，重点记录死亡前的病情变化和抢救经过。

（3）死亡原因：指致患者死亡的直接原因。

（4）死亡诊断：包括患者死亡前诊断的各种疾病。

二、死亡记录格式

死亡记录	
姓　名：	入院时间：
性　别：	死亡时间：
年　龄：	住院天数：

入院时情况：

入院诊断：

诊治经过：

死亡诊断：

（医师签名）

三、死亡记录示例

死亡记录	
姓　名：单××	入院时间：2016-03-04，10：28：19
性　别：　男	死亡时间：2016-03-27，04：50：18
年　龄：13 岁	住院天数：23 天

入院时情况：患者因“低热、全身淋巴结肿大、骨痛 3 个月”入院。患者于 2015 年 12 月无明显诱因出现低热，体温最高 38.5℃，无咳嗽、咳痰，洗澡时发现腋下肿块增多可活动，如蚕豆大小，按压胸骨中部疼痛明显，后逐渐出现腿软，四肢无力症状。社区医院查血常规示：白细胞 3.51×10^9/L、中性粒细胞绝对值 0.63×10^9/L、血红蛋白 62g/L、血小板 110×10^9/L，查骨髓象示：骨髓增生活跃、粒细胞极为减少、红系缺如、成熟红细胞大小不一、淋巴细胞明显增多（以小原始及幼稚淋巴细胞为主）、全片未见巨核系、血小板散在、呈小堆。免疫分型为 common-B-ALL。染色体核型分析为复杂异常核型。融合基因：

续表

阴性。体检：T 38.0℃，P 90 次/分，R 20 次/分，BP 115/70mmHg。贫血貌，四肢皮肤散在出血点。颈旁、腋下淋巴结及腹股沟淋巴结如蚕豆大。胸骨压痛。双肺未发现异常，心率 90 次/分，律整，心尖区可闻及 1/6 级吹风样收缩期杂音。肝于右肋下 1cm，质软，有轻压痛，脾于左肋下 15cm。 入院诊断：急性淋巴细胞白血病。 诊治经过：住院期间于 3 月 10 日始行 VDLP 方案化疗，口服泼尼松反应差，外周血白血病细胞大于 1000/μl，期间患儿谷丙转氨酶急剧升高，体温升高，呕吐，给予保肝，解热治疗，效果不明显。3 月 25 日起出现持续高热，皮肤黏膜出血加重，并有黑便。血红蛋白降至 42g/L，白细胞 2×10^9/L，血小板 18×10^9/L，凝血酶原时间 16 秒，3P 试验（＋），纤维蛋白原 16g/L，血培养有大肠埃希菌生长。给予物理降温，静脉滴注美罗培南、庆大霉素控制感染，输血、并给予糖皮质激素、肝素、低分子右旋糖酐等，治疗 2 天病情无好转。患者于 2010 年 3 月 27 日 02：10 昏迷，血压降至 70/50mmHg，瞳孔不等大，考虑为颅内出血，加用止血药、升压药及氧气吸入等治疗，病情继续恶化，于 04：20 血压测不到，呼吸、心搏先后停止，立即给予人工呼吸及体外心脏按压，抢救 30 分钟无效，于 04：50 死亡。参加抢救的医护人员：孙××副主任医师、张××住院医师、杨××主管护师、李××护士。抢救时患者父亲等在场，对诊断、治疗无异议，不同意做尸解。 死亡诊断： 1. 急性淋巴细胞白血病 2. 大肠埃希菌败血症 3. 急性弥散性血管内凝血 孙×× / 张××

第二十二节 死亡病例讨论记录书写要求及格式

一、死亡病例讨论记录书写要求

1. 死亡病例讨论记录是由科主任或具有副主任医师以上专业技术职务任职资格的医师主持，对死亡病例进行讨论、分析的记录。在患者死亡 1 周内完成。

2. 死亡病例讨论记录的内容包括讨论日期、主持人及参加人员姓名、专业技术职务、具体讨论意见及主持人小结意见、记录者签名等。要记录每一位发言人的具体内容，重点讨论记录诊断意见、死亡原因分析、抢救措施意见、注意事项及本病国内外诊治进展等。

3. 每一死亡病例均要求有死亡病例讨论记录，根据病情可简可繁。

4. 另立专页，主持人审阅签名。

二、死亡病例讨论记录格式

死亡病例讨论
（时间）　　　　　　　　　　　　　　　　　　　　地点： 参加人员： 主持人： 死亡病例讨论内容： （医师签名）

三、死亡病例讨论记录示例

死亡病例讨论
2014-09-03，10：30：27　　　　　　　　　　　　地点：呼吸内科医生办公室 参加人员：李××副主任医师、张××主治医师、高××住院医师、进修医师、实习医师多名。 主持人：刘××主任医师 死亡病例讨论内容： 高××住院医师：患者因“反复咳嗽、咳痰20余年，加重伴痰中血丝1天”于2016年8月25日入院。血常规示：白细胞计数正常、中性粒细胞略升高，胸部CT示：双肺多发炎性病变、左侧少量胸腔积液。诊断为肺炎。给予头孢哌酮舒巴坦+莫西沙星抗感染，病情无好转，高热不退，复查血常规示：白细胞计数、中性粒细胞百分比升高，血压减低，给予多巴胺微量泵入后血压水平仍偏低。患者于2016年8月26日23：00血压进行性下降、出现心室颤动，家属拒绝行进一步抢救治疗，2016年8月26日23：30宣布临床死亡。 张××主治医师：患者老年男性，既往帕金森综合征、痴呆症、抑郁症、冠状动脉粥样硬化性心脏病冠状动脉旁路移植术后、心律失常、心房颤动、心功能不全、主动脉瓣关闭不全、主动脉瓣生物瓣膜置换术后等多种基础疾病病史。长时间卧床，反复呛咳感染病史，多次外院住院治疗，并呈进行性加重，入院后经积极抗感染治疗，体温高峰及感染指标改善不明显，并发肺性脑病、感染性休克，患者家属放弃积极抢救治疗，最终呼吸、循环衰竭死亡。死亡原因为重症肺炎、呼吸衰竭、肺性脑病、感染性休克。

续表

李××副主任医师：患者入院后化验及辅助检查结果均符合肺炎诊断依据，后期出现呼吸衰竭，意识逐渐变差，重症肺炎、呼吸衰竭、肺性脑病诊断明确。患者既往基础疾病较多，且帕金森等合并症均处于终末期，基础差，重症感染、呼吸衰竭合并感染性休克，多系统功能衰竭，最终死亡。 刘××主任医师：同意各位医师的意见分析，根据病史、查体、辅助检查，诊断重症肺炎明确。患者高龄，基础疾病多，多处于终末期，此次重症感染，合并感染性休克、肺性脑病、呼吸衰竭，出现多脏器功能衰竭，预后极差，虽经积极治疗，病情仍无明显好转，最终因多脏器功能衰竭死亡。整个治疗过程医护人员配合密切，医疗护理到位，家属表示满意，拒绝行尸检。 刘××／高××

第五章

处方、医嘱、辅助检查报告单书写要求及格式

第一节　处方书写要求及格式

处方是指由注册的执业医师或执业助理医师在诊疗活动中为患者开具的、由取得药学专业技术职务任职资格的药学专业技术人员审核、调配、核对，并作为患者用药凭证的医疗文书。处方包括病区用药医嘱单。

经注册的执业医师在执业地点取得相应的处方权，在注册的医疗机构签名留样或者专用签章备案后，方可开具处方。医师取得麻醉药品和第一类精神药品处方权后，方可在本机构开具麻醉药品和第一类精神药品处方，但不得为自己开具该类药品处方。药师取得麻醉药品和第一类精神药品调剂资格后，方可在本机构调剂麻醉药品和第一类精神药品。试用期人员开具处方，应当经所在医疗机构有处方权的执业医师审核并签名或加盖专用签章后方有效。进修医师由接收进修的医疗机构对其胜任本专业工作的实际情况进行认定后授予相应的处方权。

一、处方书写要求

1. *处方书写规则*　目前，我国的医疗机构已实现由计算机专用系统开具普通处方，打印的纸质处方经签名或者加盖签章后有效。药师核发药品时，应当核对打印的纸质处方，无误后发给药品，并将打印的纸质处方收存备查。

使用电子病历系统时，药品名称、用法用量、给药途径等信息均由下拉式菜单中选取，使得处方书写的难度明显降低、规范性显著提高。因此，本章仅就相关内容做简单介绍。

（1）每张处方仅限于该就诊患者的用药。

（2）西药和中成药可以分别开具处方，也可以开具一张处方，每张处方不得超过 5 种药品。

（3）药品用法用量应当按照药品说明书规定的常规用法用量使用。

（4）麻醉药品、精神药品、中药饮片应当单独打印纸质处方，同时由门（急）诊医师开具手写处方。

（5）中药饮片处方的书写，一般按照“君、臣、佐、使” 的顺序排列；调剂、煎煮的特殊要求注明在药品右上方，并加括号，如布包、先煎、后下等；对饮片的产地、炮制有特殊要求的，应当在药品名称之前写明。

（6）处方医师的签名式样和专用签章应当与院内药学部门留样备查的式样相一致，不得任意改动，否则应当重新登记留样备案。

2. 处方开具要求

（1）医师开具处方和药师调剂处方应当遵循安全、有效、经济的原则。医师应当根据医疗、预防、保健需要，按照诊疗规范、药品说明书中的药品适应证、药理作用、用法、用量、禁忌、不良反应和注意事项等开具处方。

（2）急诊处方一般不得超过 3 日用量；门诊处方一般不得超过 7 日用量；对于符合特殊规定的慢性病、老年病等情况，处方用量可相应延长。

（3）医师应当按照卫生部制定的临床应用指导原则，开具医疗用毒性药品、放射性药品、麻醉药品、第一类精神药品处方。

（4）门（急）诊癌症疼痛患者和中、重度慢性疼痛患者需长期使用麻醉药品和第一类精神药品的，首诊医师应当亲自诊察患者，建立相应的病历，要求其签署知情同意书。

（5）病历中应当留存下列材料复印件：

1）二级以上医院开具的诊断证明。

2）患者户籍簿、身份证或者其他相关有效身份证明文件。

3）为患者代办人员身份证明文件。

（6）为门（急）诊患者开具的麻醉药品注射剂，每张处方为一次常用量；控缓释制剂，每张处方不得超过 7 日常用量；其他剂型，每张处方不得超过 3 日常用量。第一类精神药品注射剂，每张处方为一次常用量；控缓释制剂，每张处方不得超过 7 日常用量；其他剂型，每张处方不得超过 3 日常用量。第二类精神药品一般每张处方不得超过 7 日常用量。

（7）为门（急）诊癌症疼痛患者和中、重度慢性疼痛患者开具的麻醉药品、第一类精神药品注射剂，每张处方不得超过 3 日常用量；控缓释制剂，每张处方不得超过 15 日常用量；其他剂型，每张处方不得超过 7 日常用量。

（8）为住院患者开具的麻醉药品和第一类精神药品处方应当逐日开具，每张处方为 1 日常用量。

（9）对于需要特别加强管制的麻醉药品，盐酸二氢埃托啡处方为一次常用量，仅限于二级以上医院内使用；盐酸哌替啶处方为一次常用量，仅限于在医疗机构内使用。

二、处方标准

1. 处方标准由卫生部统一规定，处方格式由省、自治区、直辖市卫生行政部门（简称省级卫生行政部门）统一制定，处方由医疗机构按照规定的标准和格式印制。

2. 处方标准包括处方内容和处方颜色的规定。

（1）处方内容：①前记，包括医疗机构名称、费别、患者姓名、性别、年龄、门诊或住院病历号，科别或病区和床位号、临床诊断、开具日期等。可添列特殊要求的项目。麻醉药品和第一类精神药品处方还应当包括患者身份证号，代办人姓名、身份证号。②正文，以 Rp 或 R（拉丁文 Recipe“请取”的缩写）标示，分列药品名称、剂型、规格、数量、用法用量。③后记，医师签名或者加盖专用签章，药品金额及审核、调配，核对、发药药师签名或者加盖专用签章。

（2）处方颜色：①普通处方的印刷用纸为白色，右上角标注“普通”。②急诊处方印刷用纸为淡黄色，右上角标注“急诊”。③儿科处方印刷用纸为淡绿色，右上角标注“儿科”。

④麻醉药品和第一类精神药品处方印刷用纸为淡红色，右上角标注“麻、精一”。⑤第二类精神药品处方印刷用纸为白色，右上角标注“精二”。

三、处方格式

1. 门诊普通处方格式

××医院 门诊处方笺			
科别：	费别：	门诊号：	年　月　日
姓名：	年龄：	性　别：	临床诊断：
R 医　师：　　　　金　额： 审核药师：　调配药师：　核对/发药药师：			

注：普通处方印刷用纸为白色，长19cm，宽13cm

2. 门诊急诊处方格式

××医院 门急诊处方笺			
科别：	费别：	门诊号：	年　月　日
姓名：	年龄：	性　别：	临床诊断：
R 医　师：　　　　金　额： 审核药师：　调配药师：　核对/发药药师：			

注：急诊处方印刷用纸为淡黄色，长19cm，宽13cm

3. 门诊儿科处方格式

× × 医 院 门 诊 处 方 笺				
科别：	费别：	门诊号：		年 月 日
姓名：	年龄：［岁（月、天）］	性别：	体重：	临床诊断：
R 医 师： 金 额： 审核药师： 调配药师： 核对 / 发药药师：				

注：儿科处方印刷用纸为淡绿色，长 19cm，宽 13cm

4. 门诊麻醉、第一类精神药品处方格式

× × 医 院 精一 门 诊 处 方 笺			
科别：	费别：	门诊号：	年 月 日
姓名：	年龄：	性别：	身份证号：
代办人姓名：		身份证号：	
临床诊断：			
R 医 师： 金 额： 审核药师： 调配药师： 核对 / 发药药师：			

注：麻醉药品和第一类精神药品处方印刷用纸为淡红色，长 19cm，宽 13cm

5. 门诊第二类精神药品处方格式

×　×　医　院			精二
门　诊　处　方　笺			
科别：	费别：	门诊号：	年　月　日
姓名：	年龄：	性别：	临床诊断：
R			
医　师：			金　额：
审核药师：		调配药师：	核对／发药药师：

注：第二类精神药品处方印刷用纸为白色，长 19cm，宽 13cm

第二节　医嘱书写要求及格式

医嘱是指医师在医疗活动中下达的医学指令。医嘱单分为长期医嘱单和临时医嘱单。医师通过医院电子病历系统下达医嘱，由系统根据医嘱内容自动生成规定格式的医嘱单，打印纸质医嘱单后归入病历。

一、医嘱书写基本要求

1. 对患者的一切处置均需开具医嘱。医嘱内容应当准确、清楚，每项医嘱应当只包含一个内容，由系统自动标注下达时间（具体到分钟）。

2. 按照处方书写要求（见第一节）书写下达医嘱。

3. 药品名称、剂量、单位等书写要求详见本章第一节。

4. 一般情况下，医师不得下达口头医嘱。因抢救急危患者需要下达口头医嘱时，护士应当复诵一遍。抢救结束后，医师应当即刻据实补记医嘱。

二、长期医嘱及长期医嘱单

1. 长期医嘱　指自医师开写医嘱时起，可继续遵循至医嘱停止的医学指令。长期医嘱单包括患者姓名、科别、住院病历号（或病历号）、页码、起始日期和时间、长期医嘱内容、停止日期和时间。

2. 长期医嘱书写要求

（1）常规医嘱一般在当日 10：00 前开出。

（2）长期医嘱的内容及顺序：①专科护理常规及分级护理；②重点护理（如病危、病重、绝对卧床、特殊体位等）；③饮食；④特别记录（如记出入量、定时测血压等）；⑤治疗医嘱（根据用药种类、时间长短、用药方法等略加归纳，先后排列，以便于执行和打印）；⑥检查、化验等。

3. 长期医嘱单格式

× × 医　院

长期医嘱记录单

患者 ID：

姓名：　　床号：　　病区：　　住院号：

起始时间	医嘱内容	停止时间
××××-××-××　××：××		××-××　××：××

第　页

4. 长期医嘱单示例

××医院

长期医嘱记录单

患者 ID：10359266

姓名：刘×× 床号：7 病区：呼吸内科病区 住院号：359266

起始时间	医嘱内容		停止时间
2016-12-15 09：38	呼吸内科护理常规		
	一级护理		12-24 10：12
	普通饮食		12-24 10：12
2016-12-15 09：52	0.9%氯化钠注射液（大液体 100ml）	100ml	12-24 10：12
	静滴 1 次/8 小时		
	注射用哌拉西林钠他唑巴坦钠	3.75g	12-22 09：00
09：56	乳酸左氧氟沙星氯化钠注射液（来立信）	0.6g	12-22 09：00
	静滴 1 次/日		
2016-12-17 14：10	复方鲜竹沥液	20ml	12-24 10：12
	口服 3 次/日		
	硫酸氢氯吡格雷片（25mg）	25mg	12-24 10：12
	口服 1 次/晚		
	阿托伐他汀钙片	10mg	12-24 10：12
	口服 1 次/日		
	奥氮平片（再普乐）	5mg	12-24 10：12
	口服 1 次/晚		

第 1 页

三、临时医嘱及临时医嘱单

1. 临时医嘱 是指有效时间在 24 小时以内的医嘱，一般仅执行一次。临时医嘱单内容包括医嘱时间、临时医嘱内容、执行时间等。

2. 临时医嘱书写要求

（1）临时医嘱的内容

1）各种辅助检查（化验、超声、X 线片、CT、MRI、病理检查等）项目名称。

2）特殊检查（治疗）、有创诊疗操作名称。

3）拟施行手术名称、时间、麻醉方式、术前准备等。

4）药物敏感试验。

5）临时应用的药物。

6）会诊、抢救、出院、转科等医嘱。

（2）药物敏感试验结果由执行护士在药物名称后的括号内标注，阳性结果用红色墨水笔标“＋”表示，阴性结果用蓝黑或碳素墨水笔标“－”表示。

（3）其他要求同长期医嘱。

3. 临时医嘱单格式

××医院

临时医嘱记录单

患者 ID:

姓名:　　　　床号:　　　　病区:　　　　住院号:

日期	医嘱内容	执行时间
××××-××-××		××：××

第　页

4. 临时医嘱单示例

××医院

临时医嘱记录单

患者 ID：10369402

姓名：林×× 床号：28 病区：消化内科病区 住院号：369402

日期	医嘱内容			执行时间
2016-12-24	全血细胞分析（五分类）			10：16
	肝功能组合			10：16
	肾功能组合			10：16
	尿常规（门急诊）			10：16
	便常规			10：16
	12 导联心电图			10：16
2016-12-25	胸片（正侧位）			10：04
	青霉素皮试（ + ）			10：52
	（拜复乐）盐酸莫西沙星氯化钠注射液	0.4g	静滴	11：07
2016-12-28	多酶片	2g	口服	18：56
2016-12-29	今日出院			09：30

第 1 页

第三节　辅助检查报告单书写要求及格式

一、辅助检查报告单书写要求

1. 辅助检查报告单是指患者住院期间所做各项检验、检查结果的记录。

2. 辅助检查报告结果应按照规定由相应医务人员签发。医疗机构临床实验室专业技术人员应当具有相应的专业学历，并取得相应专业技术职务任职资格。二级以上医疗机构临床实验室负责人应当经过省级以上卫生行政部门组织的相关培训。诊断性临床报告应当由执业医师签发。

3. 辅助检查报告单内容包括患者姓名、性别、年龄、住院病历号（或病历号）、检查项目、检查结果、报告日期、检查号、报告人员姓名等。临床检验报告内容还应包含检验值参考范围、异常结果提示、标本接收时间、操作者姓名、审核者姓名及其他需要报告的内容。临床检验报告应当使用中文或者国际通用的、规范的缩写。

4. 辅助检查报告单由医院电子病历系统按照规定格式自动生成，打印纸质报告后按顺序归入病历。

二、辅助检查报告单格式

1. 辅助检查报告单基本格式

× × 医　院

××诊断报告单

姓名：	性别：	年龄：	检查号：
来源：	临床科室：	住院号：	床号：
仪器型号：	临床诊断：	检查部位：	

×× 描述

××提示

诊断医生

记录医生

检查时间

注：本报告仅供临床参考，诊断医生签字或盖章有效。　　第　页　共　页

2. 检验报告单格式

× × 医院

检 验 报 告 单

姓名：	性别：	年龄：	床号：	住院号：	患者类型：	科室：
样品编号：			标本种类：		检测项目：	
送检医生：			临床诊断：			
临床备注：						

项目名称	结果	参考值	单位

备　注：

申请时间：	采样时间：	核收时间：	报告时间：
*此结果只对所检测的样本负责	检 验 者：	核 对 者：	打印时间：

3. 血液配发报告单格式

××医院

输血科配发血报告单

单据编号：

ID号　患者　性别　年龄　科别

ABO血型正定型　ABO血型反定型　Rh（D）血型

不规则抗体

献血码　产品码　血型　血液类型　血量

过滤　照射　灭活　配血者

发血时间　发血者　取血者

第六章

知情同意书

第一节 概 述

一、知情同意的概念

在临床医疗工作中，一般将医方的医疗告知与患方的知情选择合称为知情同意。

1. 医疗告知　是指医疗机构及其医务人员在医疗活动中，将患者的病情、诊疗措施、医疗风险等诊疗信息向患者或其近亲属如实告知的行为过程。依照《中华人民共和国执业医师法》《医疗事故处理条例》等有关法律法规规定，医疗告知是医疗机构及医务人员必须履行的法定责任和义务。

2. 知情　是指患方在医疗活动中获取、知悉有关患者病情、诊疗措施、医疗风险、替代医疗方案、费用开支等有关的诊疗信息。选择是指患方在听取了医方有关诊疗信息后，做出是否同意接受医方提供的诊疗措施的意思的表达。患方的自主选择是基于医方的告知，针对具体的诊疗行为选择同意或不同意。医疗活动中的告知与知情选择，应当是医患双方互相告知和双向选择。即在医疗活动中，不但医方须如实告知患者病情、诊疗措施、医疗风险等有关诊疗信息，便于患方做出选择；患方也应向医方如实介绍病史、配合查体等，让医方能够选择适宜的诊疗方案。

二、医疗告知的形式

医疗告知的形式包括口头告知、书面告知、公示告知。采用何种形式依告知的具体情况而定。

1. 口头告知　在医疗活动中，对操作简单、无严重并发症、并发症发生率低的有创检查（有创治疗）、患者病情允许或现有技术水平可以达到要求的条件下，可以通过口头告知的形式，如常规肌内注射、周围浅表静脉穿刺等。

2. 书面告知　在医疗活动中，对于重大疾病、有可能发生严重并发症、医疗后果难以准确判定的有创检查（有创治疗）或医疗费用高昂或临床试验性的诊疗措施，应当履行书面知情同意手续，医患双方签署书面的知情同意书，如手术、麻醉、输注血液等。

3. 公示告知　医院通常通过设立公开专栏、宣传橱窗、电子大屏幕公告栏、网站、电子触摸查询装置、查询电话，编印、发放各类资料等形式向患方告知医院、医师、就诊流程、医疗信息等情况。

三、医疗告知的对象

1. 患者本人　当患者本人为完全民事行为能力人时，告知的对象首先是患者本人。《中华人民共和国民法通则》规定：“十八周岁以上的公民是成年人，具有完全民事行为能力，可以独立进行民事活动，是完全民事行为能力人。十六周岁以上不满十八周岁的公民，以自己的劳动收入为主要生活来源，视为完全民事行为能力人。”

2. 患者的监护人　当患者本人为未成年人、精神病患者等无民事行为能力人或限制民事行为能力人时，患者的监护人就是其法定代理人。无民事行为能力人，是指不具有以自己的行为参与民事法律关系，取得民事权利和承担民事义务的人。

（1）无民事行为能力：根据《中华人民共和国民法通则》规定，无民事行为能力的人包括两种：

1）不满 10 周岁的未成年人。

2）不能辨认自己行为的精神病患者（包括痴呆患者）。

（2）限制民事行为能力人：是指那些已经达到一定年龄但尚未成年或虽已成年但精神不健全、不能完全辨认自己行为后果的人。限制民事行为能力的人包括两种人：

1）年满 10 周岁且精神正常的未成年人，但 16 周岁以上不满 16 岁以自己的劳动收入为主要生活来源的人除外。

2）不能完全辨认自己行为的后果且已成年的精神患者（包括痴呆患者）。

（3）法定监护人顺序

1）第一种无民事行为能力人或限制民事行为能力人的法定监护人顺序是父母，祖父母，外祖父母，成年兄、姐，其他近亲属。

2）第二种无民事行为能力人或限制民事行为能力人的法定监护人顺序是配偶、父母、成年子女、其他近亲属。

3. 委托代理人　完全民事行为能力人授权他人代为行使知情同意权时，被授权人可以代理人的身份代理患者签署知情同意书。代理人受权代理患者签署知情同意书前，应当签订《授权委托书》，《授权委托书》须存入病历。患者随时有权撤销授权。授权撤销后，应向患者本人进行告知，由患者本人签署知情同意书。

4. 近亲属或关系人　医疗活动中，部分患者由于疾病导致无法行使知情选择权（患者年满 18 周岁，处于昏迷、休克、麻醉等意识丧失状态），其知情同意权由他的近亲属代为行使。因实施保护性医疗措施不宜向患者说明情况的，应当将有关情况告知患者近亲属，由患者近亲属签署知情同意书，并及时记录。近亲属（及顺序）是指配偶、父母、子女、兄弟姐妹，祖父母、外祖父母、孙子女、外孙子女。近亲属担立知情同意时必须是完全民事行为能力人。

5. 医疗机构负责人或被授权的负责人　为抢救患者，在其法定代理人、被授权人、近亲属或关系人无法及时到场签字的情况下，可由医疗机构负责人或者授权的负责人签字。常见有以下几种情形。

（1）患者病情危重，意识丧失，急需抢救，无法与其代理人或近亲属、关系人联系。

（2）患者病情危重，意识清醒，可与其代理人或近亲属、关系人联系，但不能及时赶到医院签字。

（3）意识丧失，虽无生命危险，但病情不能拖延，无法与其代理人或近亲属、关系人联系。

四、告知的要求

1. 如实告知，充分告知　医务人员只有将患者病情、诊疗措施、医疗风险替代医疗方案等有关的诊疗信息如实告知，且告知的内容应当足以达到患方知情，并能够据此做出正确判断和理智决定。如果没有充分如实告知，就有可能误导患方做出对自己不利的选择。

2. 通俗告知，明确告知　通俗告知是指医方以患者能够理解的语言向患方告知，明确告知是医方应将告知的内容明确无误地告知说明。告知的目的是为了患方知情选择，如果告知的内容充满专业术语或含糊其辞，致使患方无法正确理解，便达不到告知的目的，患方也不可能做到有效的知情同意。

3. 及时告知，书面告知　医疗行业是治病救人的一种特殊行业，关系到患者生命及最切身的利益，医方应当及时告知并使其有时间做出决定。书面告知（签署知情同意书）是法律所能评价的形式，是能被民众把握和认定意思的表示，有利于举证。对需取得患者书面同意方可进行的医疗活动，必须在患方签署同意后方可实施。若患方拒绝签署意见，应当将告知经过记录在病历中，必要时请见证人见证签字。

五、告知内容

1. 患者病情　医方对于患者的疾病、病情轻重，预后等有关患者罹患疾病病情的内容，应当全面详细地向患方告知。

2. 医疗措施及其理由　在采取医疗措施前，应将要采取的诊疗措施的性质、理由、内容、预期的诊疗效果、对患者的侵袭范围及危害程度等诊疗信息告知患方。

3. 医疗风险　对于医疗行为可能伴随的风险、发生的概率和危害结果预防的可能性，如药物的毒副作用、手术的并发症等内容详细告知患方。

4. 有无其他可替代的诊疗方法　医方不仅应告知患方被推荐的检查或治疗信息，还应告知可供选择的诊治方案信息。对于某一具体疾病的诊疗方法通常不止一种。不同的诊疗方法其疗效有可能不尽相同，对医方的技术要求、所需医疗费用也不相同。对此，医方应尽可能将可替代的医疗措施予以告知。具体告知的内容包括：①有无可替换的医疗措施。②可替代医疗措施所伴随的风险及其性质、程度及范围。③可替代医疗措施的治疗效果，有效程度。④可替代医疗措施可能引起的并发症及意外。⑤不采取此替代医疗行为的理由。患方只有在清楚地了解各种治疗方案的益处和危害之后才能做出是否同意的选择。如子宫切除术，一种是开放性手术，该方法创伤大，患者需要较长时间康复；另一种是腹腔镜下摘除，该方法创伤小，患者术后康复快，但费用较高。对于两种方法，医师要一一告知。使用人体置入物前，应将医院内可使用的置入物不同厂家的产品、优缺点、价格等进行详细介绍，如心脏起搏器、支架等。

5. 相关诊疗费用　医疗费用已成为患方选择诊疗方式的一项重要因素，医方应当告知患方相关医疗措施所需的大致费用。

6. 医疗活动中其他应告知内容　在医疗过程中，还涉及其他须向患者告知的内容，如告知服药的方法等；由于专业知识限制和技能水平局限无法开展治疗的情况下，应劝告患者转诊等。医患关系是社会中最重要的人际关系之一，医患之间是相互依存、密不可分的关系。知情同意是医疗服务过程的重要内容，应贯穿于整个医疗过程中，保证医患双方获得有效沟通。

第二节　知情同意书的履行主体、种类和内容

一、知情同意书的履行主体

1. 医方　由具体实施医疗活动的医务人员进行告知并签字。

2. 患方

（1）患者本人签署知情同意书。

（2）患者不具备完全民事行为能力时，由其法定代理人签字；患者因病无法签字时，应当由其授权的人员签字；为抢救患者，在法定代理人或被授权人无法及时签字的情况下，可由医疗机构负责人或者授权的负责人签字。

（3）因实施保护性医疗措施不宜向患者说明情况的，应当将有关情况告知患者近亲属，由患者近亲属签署知情同意书，并及时记录。患者无近亲属的或者患者近亲属无法签署同意书的，由患者的法定代理人或者关系人签署同意书。

二、知情同意书的种类和内容

1. 手术同意书　是指手术前，经治医师向患者告知拟施手术的相关情况，并由患者签署是否同意手术的医学文书。内容包括术前诊断、手术名称、术中或术后可能出现的并发症、手术风险、患者签署意见并签名、经治医师和术者签名等。

2. 麻醉同意书　是指麻醉前，麻醉医师向患者告知拟施麻醉的相关情况，并由患者签署是否同意麻醉意见的医学文书。内容包括患者姓名、性别、年龄、病历号、科别、术前诊断、拟行手术方式、拟行麻醉方式，患者基础疾病及可能对麻醉产生影响的特殊情况，麻醉中拟行的有创操作和监测，麻醉风险、可能发生的并发症及意外情况，患者签署意见并签名、麻醉医师签名并填写日期。

3. 病危（重）通知书　是指因患者病情危、重时，由经治医师或值班医师向患者家属告知病情，并由患方签名的医疗文书。内容包括患者姓名、性别、年龄、科别，目前诊断及病情危重情况，患方签名、医师签名并填写日期。病危（重）通知书一式两份，一份归病历中保存，另一份交患方保存。

4. 特殊检查、治疗同意书　指在实施特殊检查、特殊治疗前，经治医师向患者告知特殊检查、特殊治疗的相关情况，并由患者签署是否同意检查、治疗的医学文书。内容包括特殊检查、特殊治疗项目名称、目的、可能出现的并发症及风险、患者签名、医师签名等。

同一次住院期间相同目的、相同操作方法的多次检查治疗，可只在第一次检查治疗时签署知情同意书，但需向患者说明并注明以后特殊检查治疗时，不再签署特殊检查治疗同意书。

特殊检查、特殊治疗是指具有下列情形之一的诊断、治疗活动：

（1）有一定危险性，可能产生不良后果的检查和治疗。

（2）由于患者体质特殊或者病情危笃，可能对患者产生不良后果和危险的检查和治疗。

（3）临床实验性检查和治疗。

（4）收费较高，可能对患者造成较大经济负担的检查和治疗。

三、输血（血液制品）治疗知情同意书

输血（血液制品）治疗知情同意书是指输血（血液制品）前，经治医师向患者告知输血（血液制品）的相关情况，并由患者签署是否同意输血（血液制品）的医学文书。输血（血液制品）治疗知情同意书内容包括患者姓名、性别、年龄、科别、病历号、诊断、输血（血液制品）指征、拟输血成分（血液制品名称）、输血（血液制品）前有关检查结果、输血（血液制品）风险及可能产生的不良后果、患者签署意见并签名、医师签名并填写日期。患者同一次住院期间多次需输血（血液制品）时，可只在第一次输血（血液制品）前签署输血（血液制品）治疗知情同意书，但需向患者说明并注明以后输血（血液制品）时，不再签署输血（血液制品）治疗知情同意书。临床输血时应按照《临床输血技术规范》操作，输血（血液制品）前除签署输血治疗知情同意书外，还须完成相应的检验项目，输血后将输血记录单保存在病历中，并将每次输注的血液类型、有无输血反应等记录在病程记录中。

四、其他知情同意书

如超医保范围药品项目使用知情同意书、自动出院或转院告知书等。因病情需要，需对患者进行某种检查、治疗而患方拒绝时，亦应签署书面的拒绝诊疗书，并由经治医师向患方告知不接受诊疗对病情的影响、可能出现的不良后果等，经治医师和患方签名，存入病历。

第三节 知情同意书示例

一、入院宣教书示例

<table>
<tr><td colspan="8" align="center">××医院
入院宣教</td></tr>
<tr><td>患者姓名</td><td></td><td>性别</td><td></td><td>年龄</td><td></td><td>病历号</td><td></td></tr>
<tr><td colspan="8">一、作息制度

1. 病房06：00开灯，12：00午休，21：00熄灯；探视人员请准时离开病房以免影响患者休息。

2. 病房每日会根据工作量在每日05：00～06：00开始抽血、发药、倒引流等工作，如果您想在07：00之前吃东西，请您询问一下护士是否有需要空腹的检查，以避免因进食影响您的检验及检查项目。如有特殊检查、治疗、护理项目，医护人员会提前通知您。</td></tr>
</table>

续表

二、订餐制度 1. 入院后您可在病房楼一层办理交纳餐费，将收据交给配餐员（购买餐票地点）。 2. 医生和营养师会根据您的病情为您制订合理的饮食单，请您根据饮食单在医院订餐，请您准备好餐具，配餐员会根据饮食单及您的订餐，将餐车推到病房楼道给您发饭。 3. 普食时间：07：00早饭，11：00午饭，17：00晚饭。特殊治疗饮食营养室会根据饮食单及时为您送餐。 三、陪住制度 1. 病房医生根据患者病情开陪住医嘱，根据医嘱由护士发陪住证，陪住人员凭陪住证进出病房。每位患者只能有一名陪住人员（护工属于陪住人员）。 2. 陪住人员应听从医护人员管理，不得擅自翻阅病历和其他医疗记录，禁止谈论有碍患者健康和治疗的言语。 3. 保持病房内清洁、整齐、安静；不得吸烟、饮酒、高声谈笑、坐卧病床；不得在病房浴室洗澡、洗衣服；不得自带床铺被褥等。 4. 陪住人员在医师查房、患者治疗时，应主动离开房间，如欲了解治疗情况，须待以上工作结束后，再向医护人员询问。 5. 陪住人员必须爱护公物，节约水电。 四、探视制度 1. 探视时间：周一至周五：15：00～20：00，周六、周日及节假日：09：00～11：00，15：00～20：00，其他时间请不要安排探视。 2. 探视人员请先到病房楼询问处领取探视证。每位患者限2人同时探视，离开病房时请将探视证交还询问处。 3. 学龄前儿童及患有传染性疾病、精神病患者请不要进入病房探视。

续表

五、病房管理制度 1. 如果您想要洗澡，请先询问您的主管医师根据您目前的病情，是否能够洗澡。如果您的主管医师同意您洗澡，请您在家属或者陪护人员的陪同下洗澡，尤其是老年人和体弱者。为了避免影响其他患者休息请您不要在患者睡觉时间洗澡。 2. 您的床头桌最多放三样物品，物品请摆放整齐，用品用完后请随时放回原处，床下请勿放杂物。贵重物品请您随身携带以免丢失。 3. 为了防止您滑倒，请您不要在地面湿滑时到处走动。同时请保持病室内、水池旁、厕所、洗漱间、楼道地面干燥，有水渍时请与工作人员联系及时清洁，防止滑倒、摔伤。 4. 为了预防坠床摔伤，病床的一侧安放了床栏杆，特殊情况时两侧安放（如婴幼儿，尤其会翻身的婴儿；神志不清、躁动者等），以保护患者的安全。老年患者及儿童患者和睡觉动作多的患者请将床档抬起。家长应教育患儿不要在床上蹦跳，不得随意摘掉床栏杆。因家长原因造成的意外责任自负。 5. 请您远离热水瓶、电热水壶、过热的食品等容易烫伤您的物品。 6. 住院期间您需要帮助时，可以按呼叫器与护士联系。 7. 如果您是准备手术的患者，请您遵照医护人员的要求，戒烟并且练习深呼吸，以增加肺活量、改善通气，避免术后痰多、排痰困难，减少肺炎等术后并发症。同时，练习卧位翻身、床上大小便，避免术后长时间卧床导致压疮形成；适应卧床排尿，以尽早拔尿管，预防泌尿系感染。 8. 病区内电话为治疗、手术、急救专用，未经许可，请勿使用。 9. 入院时请您带齐生活用品，住院期间不得离开医院。 10. 我院为无烟医院，为了您的健康请您不要在病房吸烟。 11. 由于儿童用药的特殊性，患儿所用药物经常不足一支，但需要领取、支付整支的费用，剩余药物作为医疗垃圾由医院统一回收处理。如果家长不同意这种用药方式，请在入院时与主管医生及时讲明，以免出院时发生纠纷。

续表

六、出院结账 1. 如果您是本地基本医疗保险人员，请在您出院1周后带着您的住院押金单到出院处结算处结账；如果您是自费、公费或外地基本医疗保险人员，在您出院当日15:00以后或者在您接到出院通知的次日8：00以后带着您的住院押金单到出院结算处结算。结账后，请您拿着出院通知单到护士站领取您的出院带药。 2. 出院后请您按照出院诊断证明书中的医嘱按时服药和锻炼，定期到医院门诊复诊。 良好的就医环境需要您的理解和支持，再次感谢您及您的家属的合作，祝您早日康复！
我已知晓上述入院宣教的全部内容。 患者签名 ________________ 签名日期 ［　　　　　］ 如果患者无法签署知情同意书，请其授权的亲属在此签名： 患者授权亲属签名________与患者关系________签名日期 ［　　　　　］

二、授权委托书示例

<table>
<tr><td colspan="8" align="center">××医院

授权委托书</td></tr>
<tr><td>患者姓名</td><td></td><td>性别</td><td></td><td>年龄</td><td></td><td>病历号</td><td></td></tr>
<tr><td colspan="8">委托人（患者本人）：__________ 性别：______ 年龄：______
有效证件号码：______________ 住址：____________________

受托人：________________ 性别：______ 年龄：______
联系电话：______________
有效证件号码：______________ 住址：____________________
与患者关系：□配偶 □子女 □父母 □其他近亲属 □同事 □朋友 □其他________</td></tr>
</table>

续表

本人于_______________因病住院。本人在住院期间，有关病情的告知以及在诊断治疗过程中需要签署的一切知情同意书，本人郑重委托由_________作为我的代理人，代为行使住院期间的知情同意权利，并履行相应的签字手续，全权代表本人签字，被委托人的签字视同本人的签字。 委托人签署同意书后所产生的后果，由患者本人承担。 患者签名：____________________（手印） 签名日期［ ］ 受托人签名：__________________（手印） 签名日期［ ］

三、病危病重通知书示例

××医院

病危病重通知书

患者姓名		性别		年龄		病历号	

尊敬的患者家属或患者的法定监护人、授权委托人：

您好！您的家人______________现在我院______________________住院治疗。

目前诊断为____。

虽经医护人员积极救治，但目前患者病情危重，并且病情有可能进一步恶化，随时会出现以下一种或多种危及患者生命的并发症。

1. 肺性脑病、严重心律失常、心力衰竭、心肌梗死、高血压危象。

2. 上消化道出血导致出血性休克、脑出血、脑梗死、脑疝。

续表

<table>
<tr><td>

3. 感染中毒性休克、过敏性休克、心源性休克。

4. 弥散性血管内凝血（DIC）。

5. 多器官功能衰竭。

6. 糖尿病酮症酸中毒、低血糖性昏迷、高渗性昏迷。

7. 其他。

上述情况一旦发生会严重威胁患者生命，医护人员将会全力抢救，其中包括气管切开、呼吸机辅助呼吸、电除颤、心脏按摩、安装临时起搏器等措施。

根据我国法律规定，为抢救患者，医生可以在不征得您同意的情况下依据救治工作的需要对患者先采取抢救措施，并使用应急救治所必需的仪器设备和治疗手段，然后履行告知义务，请您予以理解并积极配合医院的抢救治疗。

如您还有其他问题和要求，请在接到本通知后主动找医生了解咨询。请您留下准确的联系方式，以便医护人员随时与您沟通。

此外，限于目前医学科学技术条件，尽管我院医护人员已经尽全力救治患者，仍存在因疾病原因患者不幸死亡的可能。请患者家属予以理解。

</td></tr>
<tr><td>

患者家属或患者的法定监护人、授权委托人意见：

关于患者目前的病情危重、可能出现的风险和后果及医护人员对于患者病情危重时进行的救治措施，医护人员已经向我详细告知。我了解了患者病情危重，并________（“同意”）医护人员进行（**同意画√，可多选**）：

□气管切开　　□呼吸机辅助呼吸　　□电除颤

□心脏按压　　□临时起搏器　　□其他有创救治措施

患者授权亲属签名________________　与患者关系________________

签名日期　[　　　　　　]

</td></tr>
</table>

续表

关于患者目前的病情危重、可能出现的风险和后果以及医护人员对于患者病情危重时进行的救治措施，医护人员已经向我详细告知。我了解了患者病情危重，我______（“不同意”）医护人员进行上述有创救治措施，我_______（“同意”或“不同意”）使用药物进行救治，对所发生的一切后果我们自行承担责任。 患者授权亲属签名________________与患者关系________________ 签名日期 [ ]
医护人员陈述： 我已经将患者目前的病情危重、可能出现的风险和后果以及医护人员对于患者病情危重时进行的救治措施向患者家属或患者的法定监护人、授权委托人详细告知。 医护人员签名________________ 签名日期 [ ]

四、输血/血液制品治疗知情同意书示例

××医院 输血/血液制品治疗知情同意书							
患者姓名		性别		年龄		病历号	
疾病介绍和治疗建议： 医生已告知我患有____________，根据病情，需要输注血液（全血或成分血）/血液制品治疗。输血治疗是保证临床有效治疗得以顺利进行的重要措施之一，亦是抢救急、危、重症患者生命的必要手段。							

续表

1. 患者基本情况

诊断：______

血型：______

输血史：______妊娠史：______

输血前检查：

□ALT____U/L　□抗-HCV　□HIV

□HBsAg　□HBsAb　□HBeAg

□HBeAb　□HBcAb　□梅毒

2. 拟实施的输血方案

□输异体血　□输自体血

□输异体+自体血　□其他：______

治疗潜在风险和对策：

在患者接受输血/血液制品治疗前，医护人员将有义务和责任向患者明确说明有关输血/血液制品治疗中可能存在的风险。我院为患者提供的血液/血液制品虽经过采供血机构按国家标准进行严格检测，但受到当前科技水平的限制，现有的检验手段不能够完全解决病毒感染的窗口期和潜伏期问题（窗口期是指机体被病毒感染后，到足已被检测出抗体的这段时期；潜伏期是指病原体侵入身体到最初出现症状和体征的这段时期）。因此输入经过检测正常的血液/血液制品，仍有可能发生经输血/血液制品传播传染性疾病；同时，可能发生不良反应。

医生告知我，如下输血/血液制品治疗可能发生的风险，有些不常见的风险可能没有在此列出，具体的治疗方案根据不同患者的情况有所不同，医生告诉我可与我的医生讨论有关我治疗的具体内容和特殊问题。

1. 我理解任何所用药物都可能产生副作用，包括发热、皮疹等症状到严重的过敏性休克，甚至危及生命。

续表

2. 我理解此治疗可能发生的风险。 （1）过敏反应，严重时可引起休克。 （2）发热反应。 （3）感染肝炎（乙肝、丙肝等）。 （4）感染艾滋病、梅毒。 （5）感染疟疾。 （6）巨细胞病毒或EB病毒感染。 （7）其他输血不良反应及潜在血源感染。 除上述情况外，本医疗措施尚有可能发生的其他并发症或者需要提请患者及家属特别注意的其他事项，如______________________________ ______________________________ 3. 我理解治疗后如果我不遵医嘱，可能影响治疗效果。
患者、患者家属或患者的法定监护人、授权委托人意见： □ 有关输血/血液制品治疗的原因、必要性以及输血/血液制品治疗可能存在的风险性和不良反应，医护人员已经向我们详细告知，我们理解，受医学科学技术条件局限，在输血/血液制品过程中上述风险是难以完全避免的。

续表

<table>
<tr><td>

□ 我______________（“同意”或“不同意”）实施必要的输血/血液制品治疗并自主自愿承担可能出现的风险。若在输血/血液制品治疗期间发生意外紧急情况，__________（“同意”或“不同意”）接受贵院的必要处置。

患者签名________________________________

签名日期 [ ]

如果患者无法签署知情同意书，请其授权的亲属在此签名：

患者授权亲属签名__________________________与患者关系____________________

签名日期 [ ]

</td></tr>
<tr><td>

医护人员陈述：

我已经告知患者、患者家属或患者的法定监护人、授权委托人有关输血/血液制品治疗的原因、必要性以及输血/血液制品治疗可能存在的风险性和不良反应，并解答了关于输血/血液制品治疗相关的问题。

医生签名_________________________________ 签名日期 [ ]

</td></tr>
</table>

五、手术同意书示例

<table>
<tr><td colspan="8">××医院
手术同意书</td></tr>
<tr><td>患者姓名</td><td></td><td>性别</td><td></td><td>年龄</td><td></td><td>病历号</td><td></td></tr>
<tr><td colspan="8">

疾病介绍和治疗建议：

医师已告知我患有_________________________，需要在_________________麻醉下进行________________________手术。

手术目的：1. 进一步明确诊断 2. 切除病灶（可疑癌变 / 癌变 / 功能亢进 / 其他） 3. 缓解症状 4. 其他

预期效果：1. 疾病诊断进一步明确 2. 疾病进展获得控制 / 部分控制 / 未控制 3. 症状完全缓解 / 部分缓解 / 未缓解 4. 其他

</td></tr>
</table>

续表

检查潜在风险和对策：

医师告知我如下手术可能发生的风险，有些不常见的风险可能没有在此列出，具体的手术式根据不同患者的情况有所不同，医师告诉我可与我的医师讨论有关我手术的具体内容，如果我有特殊的问题可与我的医师讨论。

一旦发生上述风险和意外，医师会采取积极应对措施。

患者知情选择：

医师已经告知我将要进行的手术方式、此次手术及手术后可能发生的并发症和风险、可能存在的其他治疗方法并且解答了我关于此次手术的相关问题。我同意将要进行的手术方式并同意在手术中医师可以根据病情对预定的手术方式做出调整。我授权医师对手术切除的病变器官、组织或标本进行处置，包括病理学检查、细胞学检查和医疗废物处理等。我理解我的手术需要多位医师共同进行。我并未得到手术百分之百成功的许诺。

患者签名____________________　　签名日期　[　　　　　　　　　　]

如果患者无法签署知情同意书，请其授权的亲属在此签名：

患者授权亲属签名____________________　与患者关系__________________

签名日期　[　　　　　　　　　　]

医生陈述：

我已经告知患者将要进行的手术方式、此次手术及术后可能发生的并发症和风险、可能存在的其他治疗方法并且解答了患者关于此次手术的相关问题。

医生签名____________________________　签名日期　[　　　　　　　　　　]

六、麻醉同意书示例

××医院
麻醉同意书

门诊号
患者姓名　　　　　　性别　　　　年龄　　　　　病房　　　　住院号
术前诊断　　　　　　　　　　　　拟施手术
小结术前　　血压　　　　脉搏　　　　呼吸　　　　　体温

拟施麻醉　　□全身麻醉　□椎管内麻醉　□神经阻滞　□镇静镇痛　□控制性低压
拟施术后镇痛　　□静脉　　　□椎管内　　　□肌内注射　　　□否

麻醉是减少患者术中痛苦、完成手术治疗、保障患者生命安全的必要措施，但也存在以下意外及并发症的可能。麻醉科医师将严格按技术常规施行麻醉和治疗，并做好麻醉意外的急救准备。

1. 患者对麻醉中及术后疼痛治疗用药、输液、输血的过敏反应及特异性反应，可导致患者休克、感染、呼吸抑制、呼吸心搏骤停，血源性肝炎。

2. 不同麻醉方法可出现

（1）全身麻醉：牙齿及口腔软组织损伤、呼吸道阻塞、窒息、恶性高热、心脏停搏、死亡、静脉炎。

（2）椎管内麻醉：术后头痛、肢体异感、运动障碍、硬膜外血肿、感染、截瘫、呼吸循环衰竭。

（3）神经阻滞：气胸、神经损伤、局部血肿、局麻药毒性反应。

（4）其他麻醉。

3. 有伴随疾病患者或有重要脏器损害者，发生意外和并发症的可能性增加。
如心律失常、心肌梗死、脑血管意外、肺栓塞。

4. 急诊手术发生意外和并发症的可能性高于择期手术。

5. 老年人和婴幼儿发生危险的可能性相对较大。

6. 因治疗上的需要，麻醉及手术中有改换麻醉方法的可能。可能改换的麻醉方法为：
____

7. 以上意外及严重并发症均可导致器官功能衰竭、死亡。

8. 根据病情需要，术中可能用到自费药物。

9. 术后镇痛装置及镇痛药物自费，术后镇痛可能引起恶心、呕吐、头晕、镇痛不全等并发症。

家属（本人）签字__________　与患者关系__________　麻醉科医师签字__________
是否需要术后镇痛签字__________　　　　　　　　日期__________

七、拒绝或放弃医学治疗告知书示例

××医院

拒绝或放弃医学治疗告知书

患者姓名		性别		年龄		病历号	

尊敬的患者、患者家属或患者的法定监护人、授权委托人：

根据患者目前的疾病状况，医生认为患者应当接受治疗，并建议患者接受适当的医疗措施。但是患者现在拒绝或者放弃我院医护人员建议的以下医疗措施：________________

____。

特此告知可能出现的后果，请患者、患者家属或患者的法定监护人、授权委托人认真斟酌后决定。

1. 拒绝或放弃医学治疗，在我院原有的治疗中断，有可能导致病情反复甚至加重，从而为以后的诊断和治疗增加困难，甚至使原有疾病无法治愈或者使患者丧失最佳治疗时机，也有可能促进或者导致患者死亡。

2. 拒绝或放弃医学治疗，在我院原有的治疗中断，有可能出现各种感染或使原有的感染加重、伤口延迟愈合、疼痛等各种症状加重或症状持续时间延长，增加患者的痛苦，甚至可能导致不良后果。

3. 拒绝或放弃医学治疗，在我院原有的治疗中断，患者有可能会出现某一个或者多个器官功能减退、部分功能甚或全部功能的丧失，有可能诱发患者出现出血、休克、其他疾病和症状，甚至产生不良后果。

4. 拒绝或放弃医学治疗有可能导致原有的医疗花费失去应有的作用。

5. 拒绝或放弃医学治疗有可能增加患者其他不可预料的风险及不良后果。

续表

患者、患者家属或患者的法定监护人、授权委托人意见：

我（或是患者的监护人）已年满18周岁且具有完全民事行为能力，我拒绝或放弃医院对我的医学治疗服务。医护人员已经向我解释了接受医疗措施对我的疾病治疗的重要性和必要性，并且已将拒绝或者放弃医学治疗的风险及后果向我做了详细的告知。我仍然坚持拒绝或放弃医学治疗。

我自愿承担拒绝或放弃医学治疗所带来的风险和不良后果。我拒绝或放弃医学治疗产生的不良后果与医院及医护人员无关。

患者签名________________ 签名日期 [ ]

如果患者无法签署知情同意书，请其授权的亲属在此签名：

患者授权亲属签名________________ 与患者关系________________

签名日期 [ ]

医护人员陈述：

我已经将患者继续接受医学治疗的重要性和必要性以及拒绝或者放弃治疗的风险及后果向患者、患者家属或患者的法定监护人、授权委托人告知，并且解答了关于拒绝或者放弃治疗的相关问题。

医护人员签名________________ 签名日期 [ ]

八、自动出院或转院告知书示例

××医院 自动出院或转院告知书							
患者姓名		性别		年龄		病历号	

尊敬的患者、患者家属或患者的法定监护人、授权委托人：

根据患者目前的疾病状况，医生认为患者应当继续留住我院接受治疗，但是患者现要求自动出院或转院，特此向患者、患者家属或患者的法定监护人、授权委托人告知患者出院或转院可能出现的风险及不良后果。

1. 自动出院或者转院，在我院原有的治疗中断，有可能导致病情反复甚至加重，从而为以后的诊断和治疗增加困难，甚至使原有疾病无法治愈或者使患者丧失最佳治疗时机，也有可能促进或者导致患者死亡。

2. 自动出院或者转院，在我院原有的治疗中断，有可能出现各种感染或使原有的感染加重、伤口延迟愈合、疼痛等各种症状加重或症状持续时间延长，增加患者的痛苦，甚至可能导致不良后果。

3. 自动出院或者转院，在我院原有的治疗中断，患者有可能会出现某一个或者多个器官功能减退、部分功能甚或全部功能的丧失，有可能诱发患者出现出血、休克、其他疾病和症状，甚至产生不良后果。

4. 自动出院或者转院有可能导致部分检查或治疗重复进行，有可能导致诊治费用增加。

5. 自动出院或者转院有可能增加患者其他不可预料的风险及不良后果。

患者、患者家属或患者的法定监护人、授权委托人意见：

我（或是患者的监护人）已年满18周岁且具有完全民事行为能力，我拒绝医院的医疗诊治服务，并在违背医护人员意见的情况下离开该医院。医护人员已经向我解释了医疗诊治对我的疾病的重要性和必要性，并且已将自动出院或者转院可能出现的风险及后果向我做了详细的告知。我仍然坚持离开该医院。

续表

我自愿承担自动出院或转院所带来的风险和不良后果。我自动出院或转院产生的不良后果与医院及医护人员无关。 患者签名＿＿＿＿＿＿＿＿　签名日期［　　　　　　］ 如果患者无法签署知情同意书，请其授权的亲属在此签名： 患者授权亲属签名＿＿＿＿＿＿＿＿与患者关系＿＿＿＿＿＿＿＿ 签名日期［　　　　　　］
医护人员陈述： 我已经将患者继续留住我院接受治疗的重要性和必要性以及自动出院或者转院所带来的风险及后果向患者、患者家属或患者的法定监护人、授权委托人告知，并且解答了关于自动出院或者转院的相关问题。 医护人员签名＿＿＿＿＿＿＿＿　签名日期［　　　　　　］

九、劝阻住院患者外出告知书示例

××医院 劝阻住院患者外出告知书							
患者姓名		性别		年龄		病历号	
尊敬的患者、家属或患者的法定监护人、授权委托人： 您好！医院是诊治疾病的场所，为了患者能够早日恢复健康，在住院期间宜安心治疗。 患者目前的疾病状况不适合外出。如果患者外出，可能会出现以下风险，对患者疾病的治疗、身体的健康甚至生命造成不利影响，现特告知如下： 1. 患者的病情将加重或者出现病情恶化的不良后果。 2. 由于患者在患病期间外出，患者原有治疗已经取得的效果可能会丧失。 3. 患者在住院期间外出，患者的病情可能会随时出现变化而不能得到及时的诊治。							

续表

4. 患者可能因外出而丧失最佳的诊断治疗疾病的时机。 5. 患者在住院期间外出，可能出现医疗以外的其他的无法预计的意外。 鉴于上述原因，医护人员希望患者在住院期间安心治病，不要外出，请患者自觉遵守医院的规定。
患者、患者家属或患者的法定监护人、授权委托人意见： 医护人员已将住院期间患者外出可能发生的风险及不良后果向我告知，我予以理解。患者的外出行为与医护人员的意见相违背，我明白住院期间外出可能出现上述风险及其他不可预知的风险及不良后果，但患者仍然坚持外出，并且自愿承担一切风险和不良后果。 外出事由：________________________________。 外出时间：______年______月______日______时______分。 外出去向：________________，联系电话：________________。 预计回院时间：______年______月______日______时______分。 患者签名________________ 签名日期 [ ] 如果患者无法签署知情同意书，请其授权的亲属（或法定监护人）在此签名： 患者授权亲属签名______________与患者关系____________ 签名日期 [ ]
医护人员陈述： 我已经将患者住院期间外出可能发生的风险以及不良后果告知患者、患者家属或患者的法定监护人、授权委托人，并且解答了相关的问题。 医护人员签名________________ 签名日期 [ ]

十、尸体解剖告知书示例

<table>
<tr><td colspan="8">××医院
尸体解剖告知书</td></tr>
<tr><td>患者姓名</td><td></td><td>性别</td><td></td><td>年龄</td><td></td><td>病历号</td><td></td></tr>
<tr><td colspan="8">尊敬的患者家属或患者的法定监护人、授权委托人：
您的家人__________在我院______________住院治疗，因疾病_____________于_______________去世，敬请节哀并特此告知如下事项：
1. 尸体解剖对于明确死因，评价医疗工作，提高对疾病的认识，促进医学发展具有重要意义。
2. 如死者生前未对尸体做出明确处理意见，死者的家属具有对尸体及器官捐献的处置权。
3. 如家属对死者的死因有异议，应在48小时内提出尸检申请。我院具有尸体冷冻条件，尸检时间可以延长至7日（尸体冷冻费用需另行交纳）。
4. 如因拒绝或者拖延尸检，超过规定时间，从而对死因判定的产生了影响，自行承担责任。
5. 尸体解剖的过程需要损坏死者的体貌，取出必要的组织、内脏器官进行检验，所以在尸体解剖时尸体的体貌会有所损坏，同时死者的部分组织、内脏器官会缺失。并且，即使进行了全面、系统的尸体解剖和病理检验，仍有可能查不出真正的死因。
6. 尸检需要在以下具备资格的机构进行：
（1）卫生行政部门批准设置具有独立病理解剖能力病理科的医疗机构。
（2）设有具备独立病理解剖能力的病理教研室或法医教研室的医学院校，或设有医学专业的并具备独立病理解剖能力的病理教研室或法医教研室的高等普通学校。
（3）医患双方可共同选择经过国家司法行政部门批准的司法鉴定机构。
7. 您可以委托法医病理学人员参加尸检，也可以委派代表观察尸检过程。</td></tr>
</table>

续表

患者家属或患者的法定监护人、授权委托人意见： 医护人员已经将尸检的相关情况向我做了详细的说明，并且及时解答了相关问题。经慎重考虑，我们对尸检处理的决定是：＿＿＿＿＿＿（**“同意尸检”或“不同意尸检”**）。 死者授权亲属签名：＿＿＿＿＿＿与死者关系＿＿＿＿＿＿ 签名日期　[　　　　　　　]
医护人员陈述： 我已经将尸检的相关情况向患者家属或患者的法定监护人、授权委托人做了详细的告知，并且解答了相关问题。 医护人员签名：＿＿＿＿＿＿　签名日期　[　　　　　　　]

十一、放射治疗知情同意书示例

××医院 放射治疗知情同意书							
患者姓名		性别		年龄		病历号	
治疗介绍和建议： 医生已告知我患＿＿＿＿＿＿，需要进行＿＿＿＿＿＿放射治疗。尽管一般情况下放射线对人体是有害的，但是在肿瘤或某些其他疾病治疗中，放射治疗却是一种重要的和非常有效的治疗手段。一般情况下，放射治疗是安全可靠的。							
治疗潜在风险和对策： 医生告知我如下放射治疗期间可发生的一些风险，有些不常见的风险可能没有在此列出，具体的放疗方案根据不同患者的情况有所不同，医生告诉我可与我的医生讨论有关我放疗的具体内容，如果我有特殊的问题可与我的医生讨论。							

续表

1. 我理解任何放射治疗都存在风险。 2. 我理解实施放射治疗根据治疗部位的不同，存在以下风险： （1）全身反应：乏力、食欲下降、恶心、呕吐。 （2）造血系统反应：骨髓抑制、白细胞减少、血小板减少。 （3）心脏损害：心动过速、心律失常、心肌炎、心力衰竭、心脏病加重、心肌梗死概率上升。 （4）气管损害：咳嗽、咯血、放射性气管炎、气管狭窄、气管瘘。 （5）肺脏损害：放射性肺炎、肺纤维化、肺功能损害。 （6）食管损害：放射性食管炎、食管穿孔、气管-食管瘘、食管出血、纵隔血管破裂出血。 （7）肝脏损害：肝功能异常、放射性肝炎、放射性肝坏死。 （8）胃肠损害：胃炎、放射性直肠炎、肠狭窄、肠梗阻、胃肠穿孔、肠出血、肠粘连。 （9）泌尿系统损害：尿道炎，放射性膀胱炎，肾功能异常，放射性肾炎，膀胱出血，穿孔、挛缩，尿道狭窄、梗阻。 （10）骨损害：骨质疏松、放射性骨髓炎、骨折、放射性骨坏死。 （11）唾液腺及口腔反应：唾液腺分泌抑制；口腔黏膜急性反应、急慢性溃疡。 （12）皮肤和肌肉损害：急性放射反应、放射后纤维化，充血、肿胀、糜烂、溃疡甚至形成窦道、经久不愈、纤维化、萎缩及皮肤花斑样改变和色素沉着；软组织红肿、疼痛、水肿、蜂窝组炎、坏死、肌肉萎缩、肌痉挛、软组织纤维化、活动受限。 （13）脊髓损害：放射性脊髓炎、截瘫。 （14）脑损伤：急性放射性脑水肿、颅内压升高、脑疝、慢性放射性脑损伤、脑坏死。 （15）生长发育障碍。 （16）内分泌功能低下：垂体、甲状腺、性腺。 （17）五官损害。 （18）放射性白内障、眼底损伤、视神经损伤、眼球萎缩、失明、听力障碍。 3. 我理解放射治疗是对肿瘤病灶的局部治疗，治疗期间或治疗后可能会出现肿瘤的远处转移。 4. 我理解放射治疗区域内在放射治疗期间或放射治疗后仍有可能出现肿瘤进展或复发。

续表

5. 我理解如果我患有高血压、心脏病、糖尿病、肝肾功能不全、静脉血栓等疾病或者有吸烟史，以上这些风险可能会加大，或者在治疗期间或治疗后出现相关的病情加重或心脑血管意外，甚至死亡。

6. 我理解因病灶进展或自身健康的原因，放射治疗可能终止。

7. 我理解定位和放射治疗过程中如果我的体位不当或不遵医嘱，可能影响治疗效果。

患者知情选择：

1. 我的医生已经告知我将要进行的操作方式、此次操作及操作后可能发生的并发症和风险、可能存在的其他治疗方法并且解答了我关于此次操作的相关问题。

2. 我同意在操作中医生可以根据我的病情对预定的操作方式做出调整。

3. 我理解我的操作需要多位医生共同进行。

4. 我并未得到操作百分之百成功的许诺。

5. 我授权医师对操作切除的病变器官、组织或标本进行处置，包括病理学检查、细胞学检查和医疗废物处理等。

患者签名____________________　　签名日期［　　　　　　　　］

如果患者无法签署知情同意书，请其授权的亲属在此签名：

患者授权亲属签名____________________　与患者关系__________________

签名日期［　　　　　　　　］

医生陈述：

我已经告知患者将要进行的手术方式、此次手术及术后可能发生的并发症和风险、可能存在的其他治疗方法并且解答了患者关于此次手术的相关问题。

医生签名___________________________　签名日期［　　　　　　　　］

十二、胃镜检查知情同意书示例

××医院

胃镜检查知情同意书

患者姓名		性别		年龄		病历号	

疾病介绍和治疗建议：

医生告知我目前诊断考虑为＿＿＿＿＿＿＿＿＿＿，根据你病情诊治的需要，你有必要进行胃镜检查，建议你认真了解以下相关内容并做出是否接受检查的决定。

胃镜检查的适应证：

1. 凡有上消化道症状，疑及食管、胃及十二指肠病变，临床需要确诊者。

2. 原因不明的消化道出血。

3. 上消化道X线钡剂检查不能确定病变性质者。

4. 已确诊的上消化道病变如溃疡、慢性胃炎、胃癌前病变等，需胃镜随访复查者。

5. 怀疑上消化道异物患者。

6. 有胃癌家族史，需要进行胃镜检查者。

7. 有其他系统疾病或临床其他发现，需要胃镜检查进行辅助诊断者。

胃镜检查的禁忌证：

1. 相对禁忌证

（1）心肺功能不全。

（2）消化道出血患者而血压未平稳者。

（3）有出血倾向，血红蛋白低于50g/L者。

（4）高度脊柱畸形，巨大食管或十二指肠憩室。

续表

2. 绝对禁忌证

（1）严重心肺疾病，如严重心律失常、心肌梗死急性期、重度心力衰竭、哮喘发作期、呼吸衰竭不能平卧等患者。

（2）疑及休克、消化道穿孔等危重患者。

（3）严重精神失常不合作的精神病患者（必要时可进行无痛内镜）。

（4）口腔咽喉急性炎症患者。

（5）食管、胃急性腐蚀性炎症患者。

（6）明显的主动脉瘤、脑梗死急性期、脑出血患者。

（7）烈性传染病患者。

胃镜检查潜在风险和对策：

医生告知我如下胃镜检查可能发生的风险，有些不常见的风险可能没有在此列出，具体的检查方案根据不同患者的情况有所不同，医生告诉我可与我的医生讨论有关我检查的具体内容，如果我有特殊的问题可与我的医生讨论。

1. 我理解该项操作技术有一定的创伤性和危险性，在实施过程中/后可能出现下列并发症和风险，但不仅限于：

（1）过敏反应、 过敏性休克　　（2）咽喉部损伤、感染、吸入性肺炎

（3）食管贲门撕裂　　（4）食管胃肠穿孔

（5）出血　　（6）原有食管胃静脉曲张，诱发大出血

（7）各种严重心律失常　　（8）急性心肌梗死

（9）脑血管病　　（10）下颌关节脱臼

（11）除上述情况外，该医疗措施在实施过程中/后可能发生其他并发症或者需要提请患者及家属特别注意的其他事项，如：________________

续表

2．我理解如果我患有高血压、心脏病、糖尿病、肝肾功能不全、静脉血栓等疾病或者有吸烟史，以上这些风险可能会加大，或者在检查中或检查后出现相关的病情加重或心脑血管意外，甚至死亡。

患者知情选择：

1. 我的医生已经告知我将要进行的操作方式、此次操作及操作后可能发生的并发症和风险、可能存在的其他治疗方法并且解答了我关于此次操作的相关问题。

2. 我同意在操作中医生可以根据我的病情对预定的操作方式做出调整。

3. 我理解我的操作需要多位医生共同进行。

4. 我并未得到操作百分之百成功的许诺。

5. 我授权医师对操作切除的病变器官、组织或标本进行处置，包括病理学检查、细胞学检查和医疗废物处理等。

患者签名＿＿＿＿＿＿＿＿＿＿ 签名日期 [ ]

如果患者无法签署知情同意书，请其授权的亲属在此签名：

患者授权亲属签名＿＿＿＿＿＿＿＿＿＿ 与患者关系＿＿＿＿＿＿＿＿＿＿

签名日期 [ ]

医生陈述：

我已经告知患者将要进行的手术方式、此次手术及术后可能发生的并发症和风险、可能存在的其他治疗方法并且解答了患者关于此次手术的相关问题。

医生签名＿＿＿＿＿＿＿＿＿＿ 签名日期 [ ]

十三、胸腔穿刺术知情同意书示例

××医院

胸腔穿刺术知情同意书

患者姓名		性别		年龄		病历号	

疾病介绍和治疗建议：

医生告知我目前患有______________________，需要在_________________麻醉下进行胸腔穿刺术。

胸腔积液是由于全身或局部病变破坏了胸膜腔内液体滤过与吸收的动态平衡，致使胸膜腔内液体形成过快或吸收过缓，临床出现胸膜腔内液体增多。积液量少于 0.3L 时症状多不明显，部分患者可出现胸痛、发热；若超过 0.5L 时会逐渐出现胸闷、憋气、呼吸困难、心悸等；大量积液时纵隔脏器受压，心悸及呼吸困难更加明显。气胸是由于任何原因引起的胸膜破损，空气进入胸膜腔。患者常有持重物、屏气、剧烈运动等诱发因素，但也有在睡眠中发生气胸者，突感一侧胸痛、气急、憋气，可有咳嗽，但痰少，小量闭合性气胸可无明显胸闷、憋气等症状。张力性气胸由于胸腔内压骤然升高，肺被压缩，纵隔移位，会出现严重呼吸循环障碍，可出现情绪烦躁、发绀、冷汗、脉快、虚脱，甚至有心律失常、意识不清。

胸腔穿刺术的目的是：①穿刺抽取胸腔积液，协助确定诊断；②引流胸腔积液、积气减压，缓解症状；③减轻和预防胸膜粘连、增厚；④减轻肺不张。术后症状缓解的情况取决于胸腔积液或气胸是否再次出现，对胸腔穿刺所得胸腔积液进行病理细胞学检验，诊断率只有40%～70%。对于一些肿瘤原因引起的胸腔积液术后很可能再次出现。气胸行胸腔穿刺后可能会因为肺持续漏气而症状不能缓解。

检查潜在风险和对策：

医师告知我如下胸腔穿刺手术可发生的一些风险，有些不常见的风险可能没有在此列出，医师告诉我可与医师讨论有关手术的具体内容及其他特殊问题。

1. 我理解任何手术麻醉都存在风险。

2. 我理解任何所用药物都可能产生副作用，包括轻度的恶心、皮疹等症状到严重的过敏性休克，甚至危及生命。

续表

3. 我理解此手术可能发生的风险和医师的对策 ①局部感染或败血症：局部穿刺点发生红、肿、热、痛，或全身感染如发热、寒战等；②麻醉药过敏、药物毒性反应及其他麻醉意外；③穿刺部位局部血肿，皮下气肿；④心血管症状：穿刺期间可发生高血压、脑血管意外、心律失常、心脏压塞、心搏呼吸骤停等；⑤穿刺失败；⑥术中与术后出血、渗液、渗血；⑦胸膜反应：心悸、胸部压迫感、头晕、出汗、低血压休克；⑧气胸、血气胸、皮下气肿，严重时危及生命；⑨肺水肿；⑩损伤肺局部神经或其他组织、器官；⑪穿刺处局部或胸膜腔感染，必要时需要置管引流；⑫术后胸腔积液或气胸再次出现，必要时需要置管引流。

4. 我理解如果我患有高血压、心脏病、糖尿病、肝肾功能不全、静脉血栓等疾病或有吸烟史，以上这些风险可能会加大，或者在术中或术后出现相关的病情加重或心脑血管意外，甚至死亡。

5. 我理解术后如果我的体位不当或不遵医嘱，可能影响手术效果。

一旦发生上述风险和意外，医师会采取积极应对措施。

患者知情选择：

医师已经告知我将要进行的操作方法、操作存在的潜在风险、可能存在的其他治疗方法并且解答了我关于此次操作的相关问题。我______________（“愿意”或“不愿意”）接受胸腔穿刺术。

患者签名________________ 签名日期 [ ]

如果患者无法签署知情同意书，请其授权的亲属在此签名：

患者授权亲属签名______________ 与患者关系______________

签名日期 [ ]

医生陈述：

我已经告知患者将要进行的手术方式、此次手术及术后可能发生的并发症和风险、可能存在的其他治疗方法并且解答了患者关于此次手术的相关问题。

医生签名__________________ 签名日期 [ ]

十四、腹腔穿刺术知情同意书示例

××医院

腹腔穿刺术知情同意书

患者姓名		性别		年龄		病历号	

疾病介绍和治疗建议：

医生告知我目前诊断考虑为＿＿＿＿＿＿＿＿＿＿＿，需要在＿＿＿＿＿＿＿＿＿麻醉下进行腹腔穿刺术。

腹水指过多的游离液体在腹腔内积聚。腹水可由肝脏病、心脏病、肾脏病、结核病、恶性肿瘤等疾病引起。各种原因导致的肝硬化及原发性肝癌是引起腹水的主要疾病。腹水形成时常有腹胀、腹部膨隆、双下肢水肿、尿量减少等表现。

腹腔穿刺术的目的是：□明确腹水的性质，协助诊断；□适量的抽出腹水，以减轻患者腹腔内的压力，缓解腹胀、胸闷、气急，呼吸困难等症状，减少静脉回流阻力，改善血液循环；□向腹膜腔内注入药物。

检查潜在风险和对策：

医师告知我如下腹腔穿刺术可能发生的风险，有些不常见的风险可能没有在此列出，医师告诉我可与我的医师讨论有关我手术的具体内容，如果我有特殊的问题可与我的医师讨论。

1. 我理解任何操作麻醉都存在风险。

2. 我理解任何所用药物都可能产生副作用，包括轻度的恶心、皮疹等症状到严重的过敏性休克，甚至危及生命。

3. 我理解此手术可能发生的风险和医师的对策：①局部感染或败血症：局部穿刺点发生红、肿、热、痛，或全身感染如发热、寒战等；②局麻药过敏，药物毒性反应；③穿刺部位局部血肿；④心血管症状：穿刺期间可发生高血压、脑血管意外、心律失常、心脏压塞、心搏呼吸骤停等；⑤穿刺及留置管失败；⑥术中、术后出血、渗液、渗血，损伤周围神经、动脉、静脉，致出血、血肿形成，可能需要行二次手术；⑦留置管折叠、折断、遗留、堵塞、滑脱等；⑧穿刺损伤肠管，穿透肠管致感染性腹膜炎；⑨穿刺损伤腹腔其他脏

续表

器，如膀胱、肝脏等；⑩腹腔留置管处窦道形成、腹膜粘连；⑪穿刺放液后可致血压下降或休克；⑫术后胃肠道出血，应激性溃疡，严重者死亡；⑬术中大出血，导致失血性休克，严重者死亡；⑭如果卧床时间较长可能导致肺部感染，泌尿系统感染，压疮，深静脉血栓及肺栓塞、脑栓塞等；⑮其他目前无法预计的风险和并发症。 4. 我理解如果我患有高血压、心脏病、糖尿病、肾功能不全、静脉血栓等疾病或者有吸烟史，以上这些风险可能会加大，或者在术中或术后出现相关的病情加重或心脑血管意外，甚至死亡。 一旦发生上述风险和意外，医师会采取积极应对措施。
患者知情选择： 医师已经告知我将要进行的操作方法、操作存在的潜在风险、可能存在的其他治疗方法并且解答了我关于此次操作的相关问题。我____________（“愿意”或“不愿意”）接受腹腔穿刺术。 患者签名________________ 签名日期 [ ] 如果患者无法签署知情同意书，请其授权的亲属在此签名： 患者授权亲属签名________________ 与患者关系____________ 签名日期 [ ]
医生陈述： 我已经告知患者将要进行的手术方式、此次手术及术后可能发生的并发症和风险、可能存在的其他治疗方法并且解答了患者关于此次手术的相关问题。 医生签名____________________ 签名日期 [ ]

十五、腰椎穿刺术知情同意书示例

<table>
<tr><td colspan="8" align="center">××医院
腰椎穿刺术知情同意书</td></tr>
<tr><td>患者姓名</td><td></td><td>性别</td><td></td><td>年龄</td><td></td><td>病历号</td><td></td></tr>
<tr><td colspan="8">疾病介绍和治疗建议：

医生告知我目前诊断考虑为______________________，需要在_________________麻醉下进行腰椎穿刺术。

腰椎穿刺检查应用于监测脑脊液压力、细胞学及各项生化指标等，对于考虑中枢神经系统感染性疾病、脱髓鞘疾病、肿瘤或其相关疾病等具有重要的诊断意义。</td></tr>
<tr><td colspan="8">检查潜在风险和对策：
医师告知我如下可能发生的一些风险，有些不常见的风险可能没有在此列出，具体的操作方案根据不同患者的情况有所不同，医师告诉我可与我的医师讨论有关我操作的具体内容，如果我有特殊的问题可与我的医师讨论。
1. 我理解任何麻醉都存在风险。
2. 我理解任何所用药物都可能产生副作用，包括轻度的恶心、皮疹等症状到严重的过敏性休克，甚至危及生命。
3. 我理解此操作可能发生的风险和医师的对策
（1）穿刺过程中可能会出现如下危险：①穿刺部位出血，包括皮肤、软组织出血，甚至椎管内出血、蛛网膜下血肿，严重可压迫脊髓及周围神经引起肢体感觉或运动障碍；②感染，由于患者免疫力低下有可能出现穿刺部位皮肤或软组织感染，重者可出现椎管内感染甚至中枢神经系统感染、败血症；③穿刺过程中有发生损伤周围神经、脊神经根及脊髓的可能，造成肢体感觉、运动障碍，甚至瘫痪、尿潴留、便失禁等；④有穿刺失败的可能，届时可能需要再次穿刺。
（2）术后可能出现如下危险：①化学药物刺激引起脑脊髓膜炎及白质脑病；②中枢神经系统感染；③颅内压力升高，引起头痛、呕吐、抽搐、癫痫发作、蛛网膜下腔出血，严重时可引起脑疝、昏迷，也可引起脑功能性障碍，甚至呼吸心搏骤停，乃至死亡；④术后低颅压综合征；⑤鞘内注射药物可引起急性蛛网膜炎，表现为头痛、颈背痛、恶心</td></tr>
</table>

续表

<table>
<tr><td>呕吐、发热、头晕等颅内压增高症状；⑥鞘内注射药物过敏，如发热、皮疹，严重可出现过敏性休克、死亡。
4. 我理解如果患有高血压、心脏病、糖尿病、肝肾功能不全、静脉血栓等疾病或者有吸烟史，以上这些风险可能会加大，或者在术中或术后出现相关的病情加重或心脑血管意外，甚至死亡。
5. 我理解治疗后如果我不遵医嘱，可能影响治疗效果。
一旦发生上述风险和意外，医师会采取积极应对措施。</td></tr>
<tr><td>患者知情选择：
医师已经告知我将要进行的操作方法、操作存在的潜在风险、可能存在的其他治疗方法并且解答了我关于此次操作的相关问题。我________________（“愿意”或“不愿意”）接受腰椎穿刺术。

患者签名______________________ 签名日期 [ ]
如果患者无法签署知情同意书，请其授权的亲属在此签名：
患者授权亲属签名______________________ 与患者关系____________________
签名日期 [ ]</td></tr>
<tr><td>医生陈述：
我已经告知患者将要进行的手术方式、此次手术及术后可能发生的并发症和风险、可能存在的其他治疗方法并且解答了患者关于此次手术的相关问题。

医生签名______________________________ 签名日期 [ ]</td></tr>
</table>

十六、骨髓穿刺／活检术知情同意书示例

××医院

骨髓穿刺/活检术知情同意书

患者姓名		性别		年龄		病历号	

疾病介绍和治疗建议：

医生告知我目前诊断考虑为____________________，需要在_______________麻醉下进行骨髓穿刺／活检术。

骨髓穿刺／活检术主要目的：

□穿刺取骨髓，协助确定诊断及检测病情变化；

□骨髓组织性病理检查，协助确定诊断及检测病情变化；

□其他

检查潜在风险和对策：

医师告知我骨髓穿刺／活检可发生的一些风险，有些不常见的风险可能没有在此列出，具体的医疗方案术式根据不同患者的情况有所不同，医师告诉我可与我的医师讨论有关我医疗方案的具体内容，如果我有特殊的问题可与我的医师讨论。

1. 我理解任何麻醉都存在风险。

2. 我理解任何所用药物都可能产生副作用，包括轻度的恶心、皮疹等症状到严重的过敏性休克，甚至危及生命。

3. 我理解此医疗方案存在以下并发症风险和局限性：①局部感染或败血症：局部穿刺点发生红、肿、热、痛，或全身感染如发热、寒战等；②局麻药过敏，药物毒性反应；③穿刺部位局部出血血肿；④心血管症状：穿刺期间可能发生高血压、脑血管意外、心律失常、心脏压塞、呼吸心搏骤停等；⑤由于疾病原因或患者自身因素导致的穿刺失败，可能需要再次穿刺；⑥术中、术后出血、渗液、渗血，损伤周围神经、动脉、静脉，致出血、血肿形成；⑦穿刺针折断。

一旦发生上述风险和意外，医师会采取积极应对措施。

续表

患者知情选择： 医师已经告知我将要进行的操作方法、操作存在的潜在风险、可能存在的其他治疗方法并且解答了我关于此次操作的相关问题。我________（“愿意”或“不愿意”）接受骨髓穿刺 / 活检术。 患者签名________ 签名日期 [ ] 如果患者无法签署知情同意书，请其授权的亲属在此签名： 患者授权亲属签名________ 与患者关系________ 签名日期 [ ]
医生陈述： 我已经告知患者将要进行的手术方式、此次手术及术后可能发生的并发症和风险、可能存在的其他治疗方法并且解答了患者关于此次手术的相关问题。 医生签名________ 签名日期 [ ]

十七、气管插管和机械通气知情同意书示例

××医院

气管插管和机械通气知情同意书

患者姓名		性别		年龄		病历号	

疾病介绍和治疗建议：

医生告知患者患有________，需要进行气管插管和机械通气。

机械通气的目的：改善呼吸功能，维持生命体征，为解除诱发加重因素争取时间。

续表

检查潜在风险和对策：

医师告知患者气管插管和机械通气可能发生的一些风险，有些不常见的风险可能没有在此列出，具体的操作根据不同患者的情况有所不同，医师已告知患者及家属可与患者的医师讨论有关患者操作的具体内容，如果有特殊的问题可与患者的医师讨论。

1. 我理解任何麻醉都存在风险。

2. 我理解任何所用药物都可能产生副作用，包括轻度的恶心、皮疹等症状到严重的过敏性休克，甚至危及生命。

3. 我理解此操作可能发生的风险和医师的对策

（1）气管插管：①刺激迷走神经引起呼吸心搏骤停；②口腔局部损伤和牙齿脱落；③咽部感染、喉头水肿及声带损伤；④气管软骨脱位；⑤误吸、肺部感染和肺不张；⑥黏液栓、痰栓等引起急性气道阻塞；⑦误入食管；⑧气管插管失败。

（2）机械通气：①呼吸机诱发的肺损伤，相关性肺部感染；②患者不能脱离呼吸机，呼吸机依赖；③血流动力学不稳定，血压下降，心律失常，心力衰竭等循环功能障碍；④患者与呼吸机不同步，致呼吸困难，呼吸功能衰竭继续加重；⑤患者需要约束治疗；⑥皮下气肿、纵隔气肿和气胸等；⑦氧中毒；⑧气管食管瘘。

4. 我理解如果患者患有高血压、心脏病、糖尿病、肝肾功能不全、静脉血栓等疾病或者有吸烟史，以上这些风险可能会加大，或者在术中或术后出现相关的病情加重或心脑血管意外，甚至死亡。

5. 如果患者的体位不当或不遵医嘱，可能影响操作效果。

一旦发生上述风险和意外，医师会采取积极应对措施。

患者知情选择：

医师已经告知我将要进行的操作方法、操作存在的潜在风险、可能存在的其他治疗方法并且解答了我关于此次操作的相关问题。我________________（“愿意”或“不愿意”）接受气管插管和机械通气治疗。

患者签名________________________　　签名日期 [　　　　　　　　　　]

续表

如果患者无法签署知情同意书，请其授权的亲属在此签名： 患者授权亲属签名____________________ 与患者关系__________________ 签名日期 [ ]
医生陈述： 我已经告知患者将要进行的手术方式、此次手术及术后可能发生的并发症和风险、可能存在的其他治疗方法并且解答了患者关于此次手术的相关问题。 医生签名___________________________ 签名日期 [ ]

十八、气管切开术知情同意书示例

××医院 气管切开术知情同意书							
患者姓名		性别		年龄		病历号	
疾病介绍和治疗建议： 医生已告知我患有____________________，为保证气道通畅，改善呼吸功能，需要在______________麻醉下进行气管切开术。							
检查潜在风险和对策： 医师已告知我及家属如下气管切开术可能发生的一些风险，有些不常见的风险可能没有在此列出，具体的手术术式根据不同患者的情况有所不同，医师告诉我可与我的医师讨论有关我手术的具体内容，如果我有特殊的问题可与我的医师讨论。 1. 任何麻醉都存在风险。 2. 任何所用药物都可能产生副作用，包括轻度的恶心、皮疹等症状到严重的过敏性休克，甚至危及生命。							

续表

3. 此手术可能发生的风险和医师的对策 （1）心脑血管意外：心律失常、心搏骤停等。 （2）术中损伤气管周围组织，可导致：①血管损伤，出血；②食管损伤，气管食管瘘：少见，较小的、时间不长的瘘孔，有时可自行愈合，瘘口较大或时间较长、上皮已长入瘘口者，只能手术修补；③神经损伤：包括喉返神经、喉上神经等；④甲状腺损伤，出血；⑤皮下气肿：是手术后最常见的并发症，大多数于数日后可自行吸收，不需要做特殊处理；⑥气胸及纵隔气肿：轻者无明显症状，严重者可引起窒息。此时应行胸膜穿刺，抽除气体。严重者可行闭式引流术。 （3）出血：术中伤口少量出血，可压迫止血，若出血较多，可能有血管损伤，可能需手术结扎出血点。术后出血，对症处理。 （4）由于垫肩或体位变动导致原发病加重，甚至危及生命。 （5）肺部并发症：如肺炎、肺脓肿，支气管炎、肺炎、肺不张等。 （6）术中、术后急性窒息致死亡。 （7）术后喉狭窄。 （8）置管位置不佳，必要时二次手术。 （9）术后伤口感染，不愈合或愈合延迟。 （10）术后呼吸功能不佳，导致拔管延迟或终身带管：根据不同病因，酌情处理。 （11）术后脱管。 （12）其他难以预料的意外。 4. 如果患有高血压、心脏病、糖尿病、肝肾功能不全、静脉血栓等疾病或者有吸烟史，以上这些风险可能会加大，或者在术中或术后出现相关的病情加重或心脑血管意外，甚至死亡。 一旦发生上述风险和意外，医师会采取积极应对措施。
患者知情选择： 医师已经告知我将要进行的操作方法、操作存在的潜在风险、可能存在的其他治疗方法并且解答了我关于此次操作的相关问题。我__________（“愿意”或“不愿意”）接受气管切开术。 患者签名__________ 签名日期［ ］

续表

如果患者无法签署知情同意书，请其授权的亲属在此签名： 患者授权亲属签名＿＿＿＿＿＿＿＿＿ 与患者关系＿＿＿＿＿＿＿＿＿ 签名日期 [ ]
医生陈述： 我已经告知患者将要进行的手术方式、此次手术及术后可能发生的并发症和风险、可能存在的其他治疗方法并且解答了患者关于此次手术的相关问题。 医生签名＿＿＿＿＿＿＿＿＿＿＿＿＿ 签名日期 [ ]

十九、深静脉置管术知情同意书示例

<table>
<tr><td colspan="8" align="center">××医院
深静脉置管术知情同意书</td></tr>
<tr><td>患者姓名</td><td></td><td>性别</td><td></td><td>年龄</td><td></td><td>病历号</td><td></td></tr>
<tr><td colspan="8">疾病介绍和治疗建议：
医生告知我患有＿＿＿＿＿＿，需要在＿＿＿＿麻醉下进行 □临时性 □长期性 ◇经颈内静脉 ◇经股静脉 ◇经锁骨下静脉深静脉置管术。
深静脉置管术是通过颈内静脉、股静脉或锁骨下静脉穿刺、在深静脉腔内留置双腔导管的技术，根据临床治疗的需要，可分为临时性及长期性中心静脉置管两种方式。
□为方便化学治疗或造血干细胞移植期间的治疗，需要为患者进行深静脉置管。以减少频繁穿刺外周静脉的次数，减轻患者痛苦；避免化疗药物外渗引起的并发症；深静脉导管实施化学治疗和干细胞输注安全有效，保护外周静脉。
□深静脉置管术主要是为了解决外周静脉穿刺不能满足治疗需要的问题及用于部分动静脉条件不佳的免疫净化患者。
□深静脉置管是为血液净化治疗建立血管通路，是保证血液净化治疗顺利和充分进行的关键。
□其他。</td></tr>
</table>

续表

检查潜在风险和对策：

医师告知我深静脉穿刺术及留置导管可能发生的一些风险，有些不常见的风险可能没有在此列出，具体的医疗方案根据不同患者的情况有所不同，医师告诉我可与我的医师讨论有关我医疗方案的具体内容，如果我有特殊的问题可与我的医师讨论。

1. 我理解任何麻醉都存在风险。

2. 我理解任何所用药物都可能产生副作用，包括轻度的恶心、皮疹等症状到严重的过敏性休克，甚至危及生命。

3. 我理解此操作可能发生的风险和医师的对策：①局部感染或败血症：局部穿刺点发生红、肿、热、痛，或全身感染如发热、寒战等。②血管损伤：发生出血、假动脉瘤、静脉狭窄、动静脉瘘。局部血肿可压迫气道、胸腔、心脏、气管，引起吞咽异物感，心悸、阵发性刺激性干咳、发热甚至窒息死亡等，必要时需外科手术治疗。③穿刺部位局部血肿，皮下气肿。④心血管症状：穿刺或拔除导管过程中可发生高血压、脑血管意外、心律失常、心脏压塞、心搏呼吸骤停等。⑤周围组织、神经损伤：声音嘶哑、穿刺侧颈部、胸部、上肢部疼痛和乏力、麻木、活动障碍、霍纳综合征（穿刺侧瞳孔缩小，睑裂缩小，上睑轻度下垂，眼球后陷，同侧面部皮肤血管扩张并无汗）等。⑥空气栓塞：可影响呼吸，导致心力衰竭、神经系统后遗症、肺栓塞，甚至死亡等。⑦血栓形成：可造成血管栓塞、静脉炎、导管堵塞等。⑧穿刺中或穿刺后可进入胸腔、纵隔、心包、心脏、淋巴管、腋静脉、颈内静脉颅内部分等，出现气胸、血胸、胸腔积液、纵隔积液、心包积液、心脏穿孔、淋巴漏等。⑨穿刺及置管失败。⑩渗液、渗血，出血量大时可出现休克甚至危及生命；导管折叠、折断、遗留、堵塞、滑脱等。

上述并发症发生后有可能需要拔除导管后再次置管，也可以导致本人身体器官严重障碍，甚至留下终身残疾，严重的还可能危及生命。

一旦发生上述风险和意外，医师会采取积极应对措施。

患者知情选择：

医师已经告知我将要进行的操作方法、操作存在的潜在风险、可能存在的其他治疗方法并且解答了我关于此次操作的相关问题。我________________（“愿意”或“不愿意”）接受深静脉置管术。

患者签名______________________ 签名日期［ ］

续表

如果患者无法签署知情同意书，请其授权的亲属在此签名： 患者授权亲属签名________________ 与患者关系______________ 签名日期 [ ]
医生陈述： 我已经告知患者将要进行的手术方式、此次手术及术后可能发生的并发症和风险、可能存在的其他治疗方法并且解答了患者关于此次手术的相关问题。 医生签名________________ 签名日期 [ ]

二十、使用自费药品和医用耗材告知书示例

××医院

使用自费药品和医用耗材告知书

患者姓名		性别		年龄		病历号	

尊敬的患者、患者家属或患者的法定监护人、授权委托人：

根据有关规定，下列药品/材料不属于或者部分不属于公费医疗、大病统筹和社会基本医疗保险报销范围，此种药品/材料的费用须由患者个人承担。患者可以选择是否使用此种自费药品/材料。

序号	自费药品/医用耗材	患者、患者家属或患者的法定监护人、授权委托人意见：有关此种药品/材料需要患者个人承担费用的情况，医生已经向我们详细告知。（患者或其授权的亲属在此签名）		医生签字	签名日期
		我同意使用，并同意个人承担此种药品/材料的费用。	我不同意使用，对所发生的一切后果我自行承担责任。		
1					
2					
3					
4					

注：关于药品和耗材其他告知内容详见具体的使用说明书。

第七章

住院病案首页格式及书写要求

一、住院病案首页格式

××医院

住 院 病 案 首 页

医疗保险账户（手册/卡）号：　　第　次住院　　病案号：

医疗付款方式：　　识别号（ID）：

姓名：　性别：　出生：　年　月　日　年龄：　岁　婚姻：

职业：　出生地：　民族：　国籍：　身份证号：

工作单位及地址：　电话：　邮政编码：

户口 / 常住地址：　邮政编码：

联系人姓名：　关系：　电话：

联系人地址：

入院方式：　入院时情况：

门（急）诊诊断：　ICD：

接诊日期：　年　月　日　门诊医生：　经办人：

___年___月___日___时　入___科　　___年___月___日___时　入___科

___年___月___日___时　入___科　　___年___月___日___时　入___科

___年___月___日___时　入___科　　___年___月___日___时　入___科

___年___月___日___时　从___科出院

入院初步诊断　ICD

确诊日期：___年___月___日　确诊天数：___　住院天数：___

出 院 诊 断	确诊日期	出院情况	治疗天数	ICD
主要诊断：				
其他诊断：				

续表

医院感染名称：				
病理诊断 ________________ ICD ________________				
损伤、中毒的外部原因： ICD				
根本死亡原因： ICD 尸检□ 1. 是 2. 否				

手术、操作日期	手术、操作名称	手术、操作医师			麻醉方式	切口愈合等级	麻醉医师	手术、操作编码
		术者	I助	II助				

诊断符合情况：门诊与出院□ 入院与出院□ 术前与术后□ 放射与病理□ 临床与病理□
0.未做 1.符合 2.不符合 3.不肯定
住院期间 病危____天 病重____天 抢救____次 抢救成功____次 ICU____天
CCU____天 特护____天 一级护理____天 二级护理____天 发生压疮____次
药物过敏：
HBsAg□ HCV-Ab□ HIV-Ab□ 0.未做 1.阴性 2.阳性
手术、治疗、检查、诊断为本院第一例□ 1.是 2.否
随诊□ 1.是 2.否 随诊期限 周 月 年 示教病例□ 1.是 2.否
血型□ 1.A 2.B 3.AB 4.O 5.其他 RH□ 1.阴 2.阳 输血 次 输血反应 次
输血品种：1.红细胞 单位 2.血浆 单位 3.血小板：机采 单位，手工分 单位
4.全血 单位 5.其他（ ）单位 自身输血□ 1.是 2.否，共 ml
住院费用总计（元）_____ 西药 _____ 中药 _____ 检验 _____ 特检 _____ 治疗 _____
放射 _____ 手术 _____ 输血 _____ 床位 _____ 护理 _____ 其他 _____
科主任： 主（副主）任医师： 主治医师： 住院医师：
进修医师： 研究生实习医师： 实习医师： 编码员：
病案质量： 质控医师： 质控护士： 日期： 年 月 日
说明：医疗付款方式 1.社会基本医疗保险 2.公费医疗 3.大病统筹 4.商业保险 5.自费医疗
6. 其他 住院费用总计 凡可由计算机提供住院费用清单的，住院首页中可不填

（此页为上页背面）

二、住院病案首页填写说明

目前，国内绝大多数医院均已采用计算机录入病案首页信息，因此本节以此为例说明填写要求。

住院病案首页信息填写分为以下 3 个部分：①住院次数、病案号、姓名、职业、身份证号、工作单位及地址、户口地址、联系人姓名等基本信息及入院方式、入院时情况、门（急）诊诊断等医疗信息由住院处根据接诊医师在住院证上的填写内容直接录入；②实际住院天数、经治科室及住院费用情况由系统自动生成；③其余医疗信息由经治医师根据患者住院期间诊疗情况逐项填写，其中诊断、手术及操作名称、确诊日期、出院情况、诊断符合情况、药物过敏等信息均通过下拉式菜单输入后进行选择。

通过计算机系统管理病案首页，使信息填写更加规范，提高了病案质量控制水平。下面简要介绍住院病案首页填写要求。

1. 病案首页的填写方法及具体要求按照《住院病案首页数据填写质量规范（暂行）》（卫医发[2016]24 号）执行。

2. 由经治医师在患者出院或死亡后 24 小时内完成。

3. 诊断名称　一般由病因+部位+临床表现+病理诊断等要素构成。

4. 入院诊断　指患者住院后由主治医师首次查房所确定的诊断。

5. 确诊日期　指明确诊断的具体日期。

6. 出院诊断　指患者出院时主治医师所做的最后诊断。

（1）主要诊断：一般是患者住院的理由，原则上应选择本次住院对患者健康危害最大，消耗医疗资源最多，住院时间最长的疾病诊断。

（2）其他诊断：除主要诊断以外的疾病、症状、体征、病史及其他特殊情况，包括并发症和合并症。

7. 其他诊断填写顺序　①主要疾病并发症在先，合并症在后；②严重疾病在先，轻微疾病在后；③已治疗疾病在先，未治疗疾病在后。

8. 治愈　指疾病经治疗后，症状消失、功能完全恢复。只有症状消失、但功能严重受损者，只记为好转。

9. 好转　指疾病经治疗后，症状减轻，功能部分恢复。

10. 未愈　指疾病经治疗后未见好转（无变化）或恶化。

11. 死亡　指住院患者的死亡，包括未办理住院手续而实际上已收容入院的死亡者。

12. 未治　指住院期间已存在但未治疗的疾病。

13. 医院感染名称　指在医院内获得的感染性疾病名称，不包括入院前已开始或入院时已存在的感染。

14. 病理诊断　包括组织活检、细胞学检查及尸检的诊断名称。

15. 损伤、中毒的外部原因　指造成损伤的外部原因及引起中毒的物质。如存在，需详细填写。

16. 根本死亡原因　指导致患者死亡的疾病名称，不可将疾病的临终状态作为死亡原因。

17. 手术及操作名称　一般由部位、术式、入路、疾病性质等要素构成。

18. 手术及操作名称填写顺序　①多个术式时，选择与主要诊断相对应的手术在先，一般技术难度最大、过程最复杂、风险最高的手术应当填写在第一行；②既有手术又有操作时，按手术优先原则，依手术、操作时间顺序逐行填写；③仅有操作时，与主要诊断相对应的、主要的治疗性操作（特别是有创的治疗性操作）在先，其他操作依时间顺序逐行填写。

19. 麻醉方式　如全身麻醉、局部麻醉、硬膜外麻醉等。

20. 切口愈合等级　切口分级包括Ⅰ级切口（无菌切口）、Ⅱ级切口（沾污切口）、Ⅲ级切口（感染切口）；愈合等级包括切口愈合良好、切口愈合欠佳、切口化脓。

21. 诊断符合情况

（1）未做：指未进行相关操作，无法做出判别。

（2）符合：指所列主要诊断与相比较诊断的前 3 个之一完全相符或基本符合（存在明显的相符或相似之处），记为符合。

（3）不符合：指主要诊断与所比较的诊断的前 3 个不相符合。

（4）不肯定：指疑诊或以症状、体征、检查发现代替诊断，因而无法做出判别的。

22. 抢救次数　指对具有生命危险（生命体征不平稳）患者的抢救，如果患者有数次抢救，最后一次抢救失败而死亡，则前几次抢救记为抢救成功，最后一次为抢救失败。

23. 药物过敏　如存在，须填写具体的药物名称。

24. 随诊　指需要随诊的病案，由医师根据情况指定并填写随诊时间。

25. 示教病例　指具有教学意义的病案。

26. 医师签名　要体现三级医师负责制，根据具有相应专业技术职务任职资格医师姓名填写，对于没有进修医师、研究生实习医师及实习医师的，医院病案首页可以不填写。

27. 病案质量　按医院评审标准填写。

28. 患者出院后，24 小时内由主治医师、主任医师完成对病案内容的检查并签名，病案完成并归档后对病案内容不得随意更改。

第八章

病历管理与质量控制

第一节　概　述

一、病历管理原则

病历质量管理由医疗机构医务部门负责。医疗机构应当设置病案管理部门或者配备专（兼）职人员负责病历和病案管理工作，建立健全病历质量定期检查、评估与反馈制度。医疗机构及其医务人员应当严格保护患者隐私，禁止以非医疗、教学、研究目的泄露患者的病历资料。

二、病历管理

病案管理部门负责病案资料的回收、整理、装订、编号、提供和保管等工作，同时建立科学的管理系统，对病案资料分类加工、分析统计，向医务人员、医院管理人员及其他信息使用人员提供高质量的卫生信息服务。

三、病历质量控制

病历质量控制包括病历内容质量控制和病案管理质量控制两部分。病历内容质量控制主要是对病历书写格式及内容进行监控、评估。病案管理质控是指对病案管理工作流程进行检查。

第二节　病历管理相关规定

病历在医院管理、医疗评价、医疗统计、医院评审和法律判定等诸多方面都是重要依据。近年来，国家卫生管理部门对病案的书写、保管、使用、复印复制及保存等方面都做出了明确的规定。医院应依据相关法律法规，结合医院的实际情况制定相应制度，保证对病历的有效管理。

一、病历书写质量管理

（一）临床科室

1. 按规定的格式和内容书写门（急）诊病历和住院病历。

2. 患者住院期间，病历由病房管理。除涉及对患者实施医疗活动的医务人员及医疗服务质量监控人员外，其他任何机构和个人不得擅自查阅患者的病历。患者转科、会诊或到他科检查治疗时，由病房工作人员递送病历，不得交患者或家属携带。

3. 患者出院（或死亡）后，经治医师在24小时内填写出院（死亡）记录、病历首页等，并检查病历书写质量和各种记录、辅助检查报告单是否齐全，补充完善后签字。质控医师根据“住院病历检查评分标准”进行检查评分，在病历首页“质控医师”栏签字。质控护士要检查护理相关病历内容，按规定排列顺序整理病历，并在病历首页“质控护士”栏签字。

4. 上级医师应及时指导和检查下级医师的病历书写，进行修改、补充、签名，非本院执业医师书写的病历须有本院执业医师签名。

（二）病案科

1. 负责病案资料的收集、整理、归档、借阅供应、对外复印、分类编码、质量监控、索引登记、存储等工作，满足患者、医务人员、行政部门、保险及法律等对病案的需求。

2. 负责病案首页医疗信息的计算机录入或确认，按照规则编码疾病诊断名称、手术操作名称。

3. 病案管理人员负责检查出院病案质量，汇总后上报医院相关职能部门，并通报相关科室。

二、病历保管

1. 医疗机构可以采用符合档案管理要求的缩微技术等对纸质病历进行处理后保存。

2. 门（急）诊病历原则上由患者负责保管。医疗机构建有门（急）诊病历档案室或者已建立门（急）诊电子病历的，经患者或者其法定代理人同意，其门（急）诊病历可以由医疗机构负责保管。住院病历由医疗机构负责保管。

3. 门（急）诊病历由医疗机构保管的，医疗机构应当在每次诊疗活动结束后首个工作日内将门（急）诊病历归档。住院患者出院24小时后（死亡病例1周内）回收至病案科。

4. 严格执行病案交接制度，病房工作人员与病案科工作人员交接查收后，在“病历交接登记本”上签名确认。如有未归档病案，应及时向临床科室询问具体情况。

5. 病案科每月统计出院病案归档情况，及时向有关科室反馈。

6. 病案回收情况纳入科室考核内容。

三、病历借阅与复制

1. 除为患者提供诊疗服务的医务人员，以及经卫生计生行政部门、中医药管理部门或者医疗机构授权的负责病案管理、医疗管理的部门或者人员外，其他任何机构和个人不得擅自查阅患者病历。

2. 医疗机构及医务人员因科研、教学需要查阅、借阅病历的，应当向患者就诊医疗机构提出申请，经同意并办理相应手续后方可查阅、借阅。查阅后应当立即归还，借阅病历应当在 3 个工作日内归还。查阅的病历资料不得带离患者就诊医疗机构。

3. 医疗机构应当受理下列人员和机构复制或者查阅病历资料的申请，并依规定提供病历复制或者查阅服务。

（1）患者本人或者其委托代理人。

（2）死亡患者法定继承人或者其代理人。

4. 医疗机构应当指定部门或者专（兼）职人员负责受理复制病历资料的申请。受理申请时，应当要求申请人提供有关证明材料，并对申请材料的形式进行审核。

（1）申请人为患者本人的，应当提供其有效身份证明。

（2）申请人为患者代理人的，应当提供患者及其代理人的有效身份证明，以及代理人与患者代理关系的法定证明材料和授权委托书。

（3）申请人为死亡患者法定继承人的，应当提供患者死亡证明、死亡患者法定继承人的有效身份证明，死亡患者与法定继承人关系的法定证明材料。

（4）申请人为死亡患者法定继承人代理人的，应当提供患者死亡证明、死亡患者法定继承人及其代理人的有效身份证明，死亡患者与法定继承人关系的法定证明材料，代理人与法定继承人代理关系的法定证明材料及授权委托书。

5. 医疗机构可以为申请人复制门（急）诊病历和住院病历中的体温单、医嘱单、住院志（入院记录）、手术同意书、麻醉同意书、麻醉记录、手术记录、 病重（病危）患者护理记录、出院记录、输血治疗知情同意书、特殊检查（特殊治疗）同意书、病理报告、检验报告等辅助检查报告单、医学影像检查资料等病历资料。

6. 公安、司法、人力资源社会保障、保险及负责医疗事故技术鉴定的部门，因办理案件、依法实施专业技术鉴定、医疗保险审核或仲裁、商业保险审核等需要，提出审核、查阅或者复制病历资料要求的，经办人员提供以下证明材料后，医疗机构可以根据需要提供患者部分或全部病历。

（1）该行政机关、司法机关、保险或者负责医疗事故技术鉴定部门出具的调取病历的法定证明。

（2）经办人本人有效身份证明。

（3）经办人本人有效工作证明（需与该行政机关、司法机关、保险或者负责医疗事故技术鉴定部门一致）。

保险机构因商业保险审核等需要，提出审核、查阅或者复制病历资料要求的，还应当提供保险合同复印件、患者本人或者其代理人同意的法定证明材料；患者死亡的，应当提供保险合同复印件、死亡患者法定继承人或者其代理人同意的法定证明材料。合同或者法律另有规定的除外。

7. 按照《病历书写基本规范》和《中医病历书写基本规范》要求，病历尚未完成，申请人要求复制病历时，可以对已完成病历先行复制，在医务人员按照规定完成病历后，再对新完成部分进行复制。

8. 医疗机构受理复制病历资料申请后，由指定部门或者专（兼）职人员通知病案管理部门或专（兼）职人员，在规定时间内将需要复制的病历资料送至指定地点，并在申请人在场的情况下复制；复制的病历资料经申请人和医疗机构双方确认无误后，加盖医疗机构证明印记。

9. 医疗机构复制病历资料，可以按照规定收取工本费。

四、病历封存与启封

1. 依法需要封存病历时，应当在医疗机构或者其委托代理人、患者或者其代理人在场的情况下，对病历共同进行确认，签封病历复制件。

医疗机构申请封存病历时，医疗机构应当告知患者或者其代理人共同实施病历封存；但患者或者其代理人拒绝或者放弃实施病历封存的，医疗机构可以在公证机构公证的情况下，对病历进行确认，由公证机构签封病历复制件。

2. 医疗机构负责封存病历复制件的保管。

3. 封存后病历的原件可以继续记录和使用。

按照《病历书写基本规范》和《中医病历书写基本规范》要求，病历尚未完成，需要封存病历时，可以对已完成病历先行封存，当医师按照规定完成病历后，再对新完成部分进行封存。

4. 开启封存病历应当在签封各方在场的情况下实施。

第三节　门诊病历质量评定标准（试行）

一、门诊病历质量评定标准说明

1. 总分为 100 分，甲级病历＞85 分，乙级病历 70～85 分，丙级病历＜70 分。

2. 主诉、病史、体检、诊断、处理治疗五个主要项目标准总分达不到 70 分为乙级病历，达不到 65 分为丙级病历。

3. 各项目扣分以扣完标准分值为止，不实行倒扣分。

二、病历内容所占分值

共 100 分，见下表。

项目	基本要求	标准分值	扣分内容	扣分标准
一般项目	1. 内容包括：姓名、性别、出生年月、民族、婚姻状况、职业、工作单位、住址、药物过敏史； 2. 每页病历记录应有患者姓名、病历编号；每次就诊要有就诊日期（急诊病例应具体到分钟）、科别。	5	1. 各项医疗信息未填写一项； 2. 有一项医疗信息填写不正确； 3. 有一项医疗信息填写不完整； 4. 急诊病历就诊日期未写分钟。	2/项 1/项 1/项 3
主诉	1. 完整：主要症状+（部位）+时间； 2. 要求重点突出、简明扼要； 3. 属本专业、诊断明确且确无新的症状体征的复诊、取药病历，主诉可用“病史同前”。	5	1. 缺主诉内容； 2. 描述不确切、不完整或缺某一部分； 3. 以诊断代替主诉； 4. 有新的症状体征而缺主诉的复诊、取药病历。	5 2/项 2 3

续表

项目	基本要求	标准分值	扣分内容	扣分标准
病史	1. 初诊要求应与主诉相关、相符，能反映本次患病起始、演变、主要症状、诊疗经过及疗效，有必要的鉴别诊断资料； 2. 复诊要求重点记录经过治疗后的病情变化及治疗效果，未确诊病历出现新的症状体征及鉴别诊断资料的补充； 3. 与本次疾病相关的过去史、婚育史、过敏史及家族史。	20	1. 缺现病史； 2. 初诊现病史与主诉不相符； 3. 初诊现病史描述混乱、重点不突出； 4. 初诊缺主要的鉴别诊断资料； 5. 复诊未记录治疗后病情变化或治疗效果； 6. 未确诊复诊病历未记录出现新的症状体征或补充鉴别诊断资料； 7. 缺与本疾病相关的既往史及其他病史记录； 8. 与本疾病相关的既往史及其他病史有重要不足。	20 4 4 3 5 3 5 3/项
体检	1. 初诊记录一般情况； 2. 与主诉有关的常规项目，阳性体征及有助于诊断的主要阴性体征（专科应针对性检查）； 3. 复诊应记录必要的体检和上次诊治后阳性体征变化及新出现阳性体征。	20	1. 缺必要的体检项目； 2. 记录不准确、不全面； 3. 阳性体征或主要阴性体征未描述； 4. 阳性体征或主要阴性体征描述不准确； 5. 缺专科检查记录； 6. 复诊缺原阳性体征变化或必要的体检记录。	20 5 5 3 10 20
辅助检查	1. 必要的相关检查及专科检查； 2. 各项检查结果应抄写在病历中； 3. 复诊需要补充的相关检查。	5	1. 初（复）诊必需的检查缺一项； 2. 对诊断和鉴别诊断相关的检查结果未抄写； 3. 相关检查结果抄写漏项或不准确。	2 3 2
诊断	1. 已明确诊断应写出诊断全称； 2. 未明确诊断应写待查，并提出进一步检查措施或建议及临床上首先考虑的可能诊断； 3. 复诊已明确诊断应写出诊断； 4. 三次不能确诊，应请上级医师会诊，并注明会诊意见。	15	1. 未明确诊断病历，无进一步检查的意见和建议； 2. 诊断名称不全，不规范； 3. 已明确诊断的复诊，不书写诊断； 4. 对三次不能确诊，经治医师不请上级医师会诊； 5. 上级医师会诊后，未记录检查所见、诊断和处理的意见。	10 5 10 10 10

续表

项目	基本要求	标准分值	扣分内容	扣分标准
处理治疗	1. 各项治疗措施应合理、正确、及时； 2. 处方应有药物全称、用量用法等符合处方规则要求； 3. 需住院治疗应注明住院的原因； 4. 出具医学证明书，应记录其内容； 5. 在门诊实施特殊检查（治疗）、手术的患者应有： ①患者知情同意签名； ②特殊检查（治疗）的操作记录或手术记录； 6. 有与患者交代的重要事项记录； 7. 法定传染病疫情和肿瘤报告记录。	20	1. 缺治疗意见； 2. 各项治疗措施不合理、不正确、不及时； 3. 处方书写未按规则要求； 4. 处方与病历中医嘱不相符； 5. 未注明住院的原因； 6. 出具医学证明书与本疾病不相符； 7. 缺特殊检查（治疗）操作或手术的记录； 8. 特殊检查（治疗）和手术缺患者签名； 9. 缺应当与患者交代的重要事项记录； 10. 未按规定报告疫情与肿瘤病例的记录。	20 3/项 3 5 5 5 10 5 5 4/项
医师签名	1. 医师应签全名，能辨认清楚； 2. 实习医师（试用期医师）书写应有上级医师签名。	5	1. 医师未签名； 2. 签名无法辨认或未签全名； 3. 上级医师无签名。	5 3 3
病历书写要求	1. 使用蓝黑墨水、碳素墨水及蓝或黑色油水的圆珠笔书写； 2. 文字工整、字迹清楚、整洁、不得涂改。	5	1. 字迹潦草无法辨认； 2. 随意书写影响整洁； 3. 字段涂改不符合规定。	3 3 3

第四节　住院病历质量评价标准（试用）

一、住院病历质量评价标准的试用说明

1. 本标准适用于医疗机构的终末病历和运行病历质量评价。

2. 首先用单项否决法进行筛选，对存在单项否决所列缺陷的病历不再进行病历质量评分。经筛选合格病历按照评分标准进行质量评分。

3. 终末病历评分总分 100 分，甲级病历＞90 分，乙级病历 76～90 分，丙级病历≤75 分。

4. 运行病历总分 85 分，评价后换算成 100 分再评病历等级，等级标准同终末病历。

5. 表中所列单项否决项共计 14 项，缺入院记录直接扣 25 分，余 13 项扣 10 分。

6. 每一书写项目内扣分采取累加的计分办法，扣分最多不超过本项目的标准分值（单项否决扣分不计入内）。

7. 对病历中严重不符合规范，而本表未能涉及的，可说明理由直接扣分。

二、病历内容所占分值

共 100 分，见下表。

病历内容	分值	
（一）书写基本原则和要求	5	
（二）入院记录	20	
（三）病程记录		50
1. 首次病程记录	5	
2. 上级医师查房记录（包括上级医师首次查房记录、上级医师日常查房记录）	10	
3. 一般病程记录[包括日常病程记录、有创诊疗操作记录、会诊记录、疑难病例讨论记录、抢救记录、交（接）班记录、转科记录、阶段小结、病重（病危）患者护理记录]	15	
4. 围手术期记录（包括术前小结、术前讨论记录、麻醉术前访视记录、麻醉记录、手术记录、手术安全核查记录、手术清点记录、术后首次病程记录、麻醉术后访视记录）	15	
5. 出院（死亡）相关记录（包括出院记录、死亡记录、死亡病例讨论记录）	5	
（四）知情同意书	10	
（五）医嘱、辅助检查报告单、体温单	10	
（六）病案首页	5	

病历质量评价标准（总分 100 分）

一、书写基本要求：5 分

书写项目	检查要求	扣分标准	扣分分值
书写基本要求	1. 严禁涂改、伪造病历内容。计算机打印的病历符合病历书写要求。严禁拷贝错误	涂改、伪造病历内容或拷贝导致的严重错误	单项否决
	2. 病历内容客观，不得矛盾	病历内容有矛盾	1/处
	3. 各种记录应有书写医师的亲笔签名。非本院执业医师书写的各种记录须经本院执业医师审阅、修改并签名	医师签名不符合要求	1/处
	4. 修改时用双线划在错字上，保留原纪录清楚可辨，注明修改时间，修改人签名	修改不规范	0.5/处
	5. 用阿拉伯数字书写日期和时间，采用 24 小时记录。急诊病历，病危患者的病程记录、抢救时间、死亡时间、医嘱下达时间记录至分钟	记录不符合要求	0.5/处
	6. 规范使用医学术语；字迹清晰，语句通顺，标点正确，格式规范。标注页码，页面整洁，每页有患者姓名、病案号。排序正确，内容齐全，不缺页、少页	书写不规范、页面排序有误、缺页、页面不整洁等	0.5/处
	7. 使用蓝黑、碳素墨水，需复写的可用蓝或黑色油水圆珠笔。取消医嘱用红色墨水笔	用笔颜色不符合规定	0.5/处

续表

二、入院记录：20分			
书写项目	检查要求	扣分标准	扣分分值
入院记录	入院记录/再入院记录/24小时内入院出院记录/24小时内入院死亡记录由执业医师在患者入院后24小时内完成。书写形式符合要求	未在24小时内完成或非执业医师书写	单项否决
		书写形式不符合要求	1分
1. 一般项目	填写齐全、准确	缺项或错误或不规范	0.5/项
2. 主诉	（1）不超过20个字，能导出第一诊断	超过20个字、未导出第一诊断	1
	（2）症状及持续时间，原则上不用诊断名称代替	主诉不规范或用诊断代替而在现病史中发现有症状	1
3. 现病史	（1）与主诉相符	与主诉不相关、不相符	2
	（2）发病情况：记录发病的时间、地点、起病缓急、前驱症状、可能的原因或诱因	缺一项内容	1/项
	（3）主要症状特点及其发展变化情况：按发生的先后顺序描述主要症状的部位、性质、持续时间、程度、缓解或加剧因素，以及演变发展情况		
	（4）伴随症状：记录伴随症状，描述伴随症状与主要症状之间的相互关系		
	（5）发病后诊疗经过及结果：记录患者发病后到入院前，在院内、外接受检查与治疗与治疗的详细经过及效果。对患者提供的药名、诊断和手术名称需加引号（“”）以示区别	一项内容记录不符合要求	0.5/项
	（6）发病以来一般情况：简要记录患者发病后的精神状态、睡眠、食欲、大小便、体重等情况		
	（7）与本次疾病虽无紧密关系，但仍需治疗的其他疾病情况，可在现病史后另起一段予以记录		
4. 既往史	记录一般健康状况、疾病史、传染病史、预防接种史、手术外伤史、输血史、食物或药物过敏史等	缺内容	1/项
		记录有缺陷	0.5/项
5. 个人史、婚育史、月经史	记录出生地及长期居留地，生活习惯及有无烟、酒、药物等嗜好，执业与工作条件及有无工业毒物、粉尘、放射性物质接触史，有无冶游史	缺个人史或遗漏与诊断相关的个人史	1/项
		记录有缺陷	0.5/项
	婚姻状况、结婚年龄、配偶健康状况、有无子女等。女性患者记录初潮年龄、行经天数、间隔天数、末次月经时间（或闭经年龄），月经量、痛经及生育等情况	缺婚育史月经史	1/项
		记录有缺陷	0.5/项
6. 家族史	父母、兄弟、姐妹健康状况，有无与患者类似疾病，有无家族遗传倾向的疾病	缺家族史	1/项
		缺项或家族中有死亡未描述死因	0.5/项

续表

书写项目	检查要求	扣分标准	扣分分值
7. 体格检查	（1）项目齐全，填写完整。内容包括体温、脉搏、呼吸、血压，一般情况，皮肤、黏膜，全身浅表淋巴结，头部及其器官，颈部，胸部（胸廓、肺部、心脏、血管），腹部（肝、脾等），直肠肛门，外生殖器，脊柱，四肢，神经系统等	头、颈、胸、腹、脊柱，四肢、神经系统等缺少任何一项检查记录	1/项
	（2）与主诉现病史相关的查体项目有重点描述，且与鉴别诊断有关的体检项目充分	与本次住院相关查体项目部充分	2/项
	（3）转科检查情况全面、正确。与鉴别诊断有关的体征记录详细	转科检查不全面，应有的鉴别体征未记录或记录不全	2/项
8. 辅助检查	记录入院前所做的与本次疾病相关的主要检查及其结果。写明检查日期，外院检查注明检查医院名称及检查号	有辅助检查结果未记录或记录有缺陷	1
9. 初步诊断	诊断合理，疾病名称规范，主次分明。对待查病例应列出可能性较大的诊断	无初步诊断	2
		诊断不合理、不规范、排序有缺陷；仅以症状或体征代替诊断	1
10. 医师签名	有本院执业医师签名	无医师签名	1

三、病程记录：50 分

书写项目	检查要求	扣分标准	扣分分值
1. 首次病程记录	（1）由经治医师或值班医师在患者入院 8 小时内完成	缺首次病程记录或未在患者入院 8 小时内完成	单项否决
	（2）病历特点：对病史、体格检查和辅助检查进行全面分析、归纳和整理后后写出本病例特征，包括阳性发现和具有鉴别诊断意义的阴性症状和体征等。要求重点突出，逻辑性强	缺一项或照搬入院记录内容未归纳提炼	3/项
	（3）诊断依据及鉴别诊断（拟诊分析）：根据病例特点，提出初步诊断和诊断依据，对诊断不明的写出鉴别诊断并进行分析；对下一步诊治措施进行分析	一项书写有缺陷（分析讨论、鉴别诊断不够，诊疗计划无具体内容无针对性等）	2/项
	（4）诊疗计划：提出具体的检查及治疗措施安排		
2. 上级医师查房记录	（1）患者入院 48 小时内完成	无上级医师首次查房记录或未在患者入院 48 小时内完成	单项否决
	（2）记录上级医师姓名、专业技术职务、补充的病史和体征、分析其原因	未记录上级医师查房对病史、体征有无补充	1/项

续表

书写项目	检查要求	扣分标准	扣分分值
2. 上级医师查房记录	（3）记录上级医师对诊断依据与鉴别诊断的分析及诊疗计划等	无分析讨论、无鉴别诊断	4
		分析讨论不够或与首次病程记录内容雷同	3
3. 日常上级医师查房记录	记录查房医师的姓名、专业技术职务、对病情的分析和诊疗意见等	查房无内容，无分析、无诊疗意见	1～3/次
4. 日常病程记录	（1）病危患者根据病情变化随时书写，每天至少1次，时间记录到分钟。病重患者至少2天记录1次。病情稳定的患者，至少3天记录1次	未按规定记录病程记录	2/次
	（2）记录患者的病情变化情况，包括患者自觉症状、体征，分析其原因	未及时记录病情变化，观察记录无针对性，对新的阳性发现无分析及处理	1/次
	（3）记录重要的辅助检查结果及临床意义	未记录重要、异常的检查结果或无分析、判断、处理	1/次
	（4）记录所采用的诊疗措施、医嘱更改内容及理由	未记录所采用的诊疗措施、未对更改药物、治疗方式进行说明	1/次
	（5）记录向患者及其近亲属告知的重要事项及其意愿，必要时请患方签名	未记录向患者告知情况	1/次
	（6）输血当天病程记录中记录输血适应证、输血种类及量，有无输血反应	病程中无记录或记录有缺陷	1/次
5. 有创诊疗操作记录	在操作完成后即刻书写。内容包括操作名称、操作时间、操作步骤、结果及患者一般情况，记录过程是否顺利，有无不良反应，术后注意事项及是否向患者说明，操作医师签名	介入治疗记录非操作者签名或无介入治疗记录	单项否决
		无其他有创诊疗操作记录	3/次
		记录不全面	1～2/次
6. 会诊记录	（1）常规会诊24小时内完成，急会诊10分钟内到场，并在会诊结束后即刻完成会诊记录	无会诊意见或未在规定时间内完成记录	2/次
	（2）申请会诊记录：应当简要载明患者病情及诊疗情况、申请会诊的理由和目的，申请会诊医师签名等	会诊记录书写有漏或有缺陷	1/次
	（3）会诊记录：包括会诊意见、会诊医师所在的科别或者医疗机构名称、会诊时间及会诊医师签名等		

续表

书写项目	检查要求	扣分标准	扣分分值
6. 会诊记录	（4）申请会诊医师在病程记录中记录会诊意见执行情况	未在病程记录中记录会诊意见执行情况	1/次
7. 疑难病例讨论记录	对确诊困难或疗效不确切病例及时进行讨论。内容包括讨论日期、主持人（科主任或副高以上医师）、参加人员姓名及专业技术职务、具体讨论意见及主持人小结意见等	对确诊困难或疗效不确切病例未进行讨论	2/次
		记录内容简单或无分析或内容有明显缺陷	1～2/次
8. 抢救记录	在抢救结束后6小时完成。内容包括病情变化情况、抢救时间及措施、参加抢救的医务人员姓名及专业技术职称等。时间应记录到分钟	有抢救无抢救记录或未在抢救结束6小时内完成	3/次
		书写内容有缺陷	1/次
9. 交接班记录、转科记录、阶段小结	在规定时间内完成，书写符合要求	无交接班记录、转科记录、阶段小结或未按时完成或交班与接班、转出与转入记录内容雷同	2/次
		书写有缺陷	1/次
10. 病重（病危）患者护理记录	（1）由护士据相应专科的护理特点书写	缺病重（病危）患者护理记录	单项否决
	（2）内容包括患者姓名、科别、住院病历号（或病案号）、床位号、页码、记录日期和时间，出入液量、体温、脉搏、呼吸、血压等病情观察、护理措施和效果、护士签名等。记录时间应当具体到分钟	记录不规范或缺陷	0.5/项
11. 术前小结	指在患者术前、由经治医师对患者病情所做的总结。包括简要病情、术前诊断、手术指征、拟施手术名称和方式、拟施麻醉方式、注意事项，并记录手术者术前查看患者相关情况等	无术前小结	2/次
		有缺陷、漏项等	0.5/次
12. 术前讨论记录	（1）病情较重或手术难度较大的手术有手术者参加的术前讨论记录	病情较重或手术难度较大的手术无术前讨论记录或手术者未参加讨论	单项否决
	（2）对拟实施手术方式和术中可能出现的问题及应对措施进行讨论	对手术方式或术中可能出现的问题及应对措施讨论不够	2/次

续表

书写项目	检查要求	扣分标准	扣分分值
12. 术前讨论记录	（3）内容包括术前准备情况、手术指征、手术方案、可能出现的意外及防范措施、参加讨论者的姓名及专业技术职务、具体讨论意见及主持人小结意见、讨论日期、记录者的签名等	有漏项或记录有缺陷	0.5/次
13. 手术记录	（1）由手术者书写，术后 24 小时内完成；特殊情况下由第一助手书写时，必须有手术者签名	无手术记录或未在术后 24 小时内完成或无手术者签字	单项否决
	（2）包括一般项目（患者姓名、性别、科别、病房、床位号、住院病历号或病案号）、手术日期、术前诊断、术中诊断、手术名称、手术者及助手姓名、麻醉方法、手术经过、术中出现的情况及处理等	非手术者或一助书写手术记录	5/次
		缺项或不规范	0.5/项
	（3）使用人体置入物者病历中应有所使用产品的合格证（识别码）	缺识别码	3/次
14. 术后首次病程记录	（1）有参加手术的医师在患者术后即时完成	缺术后病程记录	2/次
	（2）内容包括手术时间、术中诊断、麻醉方式、手术方式、手术简要经过、术后处理措施、术后应当特别注意观察的事项等	缺项或不规范	0.5/项
15. 麻醉术前访视记录	（1）由麻醉医师术前完成	缺麻醉术前访视记录	2/次
	（2）包括姓名、性别、年龄、科别、病案号，患者一般情况、简要病史、与麻醉相关的辅助检查结果、拟行手术方式、拟行麻醉方式、麻醉适应证及麻醉中需注意的问题、术前麻醉医嘱、麻醉医师签字并填写日期	缺项或不规范	0.5/项
16. 麻醉记录	（1）由麻醉医师完成	无麻醉记录	单项否决
	（2）内容包括患者一般情况、术前特殊情况、麻醉前用药、术前诊断、术中诊断、手术方式及日期、麻醉方式、麻醉诱导及各项操作开始及结束时间、麻醉期间用药名称、方式及剂量、麻醉期间特殊或突发情况及处理、手术起止时间、麻醉医师签名等	缺项或不规范	0.5/项
17. 麻醉术后访视记录	（1）由麻醉医师术后完成	缺麻醉术后访视记录	2/次
	（2）包括姓名、性别、年龄、科别、病案号，患者一般情况、麻醉恢复情况、清醒时间、术后医嘱、是否拔除气管插管等，如有特殊情况应详细记录，麻醉医师签字并填写日期	缺项或不规范	0.5/项

续表

书写项目	检查要求	扣分标准	扣分分值
18. 手术安全核查表	（1）由手术医师、麻醉医师和巡回护士三方共同在患者麻醉实施前、手术开始前和离室前进行核对、确认并签字	缺手术安全核查记录	单项否决
	（2）核查患者身份、手术部位、手术方式、麻醉及手术风险、手术使用物品清点等内容进行核对的记录，输血的患者还应对血型、用血量进行核对	缺一方核查签名/核查项目不全或记录不规范	0.5/项
19. 手术清点记录	（1）由巡回护士在手术结束后即时完成	缺手术清点记录	单项否决
	（2）内容包括患者姓名、住院病历号（或病案号）、手术日期、手术名称、术中所用各种器械和敷料数量的清点核对、巡回护士和手术器械护士签名等	清点记录错误	5/次
20. 出院（死亡记录）、死亡病例讨论记录	（1）出院（死亡）记录在患者出院（死亡）后24小时内完成。死亡病例讨论记录应在患者死亡后1周内完成	缺出院（死亡）记录或死亡病例讨论记录未在规定时间内完成	单项否决
	（2）出院（死亡）记录内容包括入院日期、出院（死亡）时间、入院情况、入院诊断、诊疗经过、出院（死亡）诊断、出院情况、出院医嘱（死亡原因）等	缺项或不规范	0.5/项
	（3）出院诊断依据充分，诊断全面、明确，出院医嘱合理规范	有缺陷	1～2分
	（4）住院期间诊断、治疗方案合理，符合诊疗规范	诊断、治疗方案不合理，不符合诊疗规范	2月10日
	（5）死亡病历讨论记录由科主任或具有副高职称以上医师主持，内容包括讨论日期，主持人及参加人员姓名、专业技术职务、具体讨论意见及主持人小结意见、记录者的签名等	分析讨论不够或与首次病程记录内容雷同	2
		记录不规范或缺陷	1
四、知情同意书：10分			
书写项目	检查要求	扣分标准	扣分分值
知情同意书	（1）手术、麻醉、输血、特殊检查（治疗）、病危（重）等须取得患者书面同意方可进行的医疗活动均应有患方签署意见并签名的知情同意书	缺患方签名的知情同意书	单项否决
	（2）手术、麻醉、输血、特殊检查（治疗）、病危（重）等知情同意书记录规范、内容包括项目名称、可能出现的并发症、风险、患方意见并签名、医师签名等	缺项或内容不全面、书写不规范	1/份
	（3）知情同意书上医方、患方签名符合规定	医患方签名不符合规定	3/份

续表

<table>
<tr><td colspan="4">五、医嘱、辅助检查报告单及体温单：10 分</td></tr>
<tr><td>书写项目</td><td>检查要求</td><td>扣分标准</td><td>扣分分值</td></tr>
<tr><td rowspan="3">1. 医嘱单</td><td>（1）医嘱内容应当准确、清楚、规范，每项医嘱应当只包含一个内容，禁止有非医嘱内容</td><td rowspan="3">一处不符合要求</td><td rowspan="3">0.5/处</td></tr>
<tr><td>（2）每项医嘱有明确的开具、停止、执行时间。有医师、护士签名</td></tr>
<tr><td>（3）需取消医嘱时，用红色墨水标注“取消”字样并签名</td></tr>
<tr><td rowspan="5">2. 辅助检查报告单</td><td>（1）辅助检查报告单与医嘱内容相符，报告单完整无遗漏。粘贴规范</td><td>不相符或缺对诊疗有重要价值的报告单</td><td>2</td></tr>
<tr><td>（2）认可的其他医院的辅助检查结果，病历中应有报告单原件或复印件</td><td>缺少一张报告单</td><td>1</td></tr>
<tr><td>（3）已输血病历应有输血前检查项目（血常规、肝功能、血型、肝炎项目、HIV 抗体、梅毒抗体）</td><td rowspan="2">未完成相关检查项目</td><td rowspan="2">0.5/项</td></tr>
<tr><td>（4）手术病例手术前完成常规辅助检查项目（血尿粪常规、出凝血时间、病毒项目、肝功能、肾功能、心电图、胸片等）</td></tr>
<tr><td>（5）每张辅助检查报告单项目齐全，内容规范</td><td>报告单项目不全或内容不规范</td><td>0.5/张</td></tr>
<tr><td>3. 体温单</td><td>体温单完整，内容齐全，书写规范</td><td>体温单记录有缺陷</td><td>0.5/处</td></tr>
<tr><td colspan="4">六、病案首页：5 分</td></tr>
<tr><td>书写项目</td><td>检查要求</td><td>扣分标准</td><td>扣分分值</td></tr>
<tr><td rowspan="3">病案首页</td><td rowspan="3">各项目填写完整、正确、规范</td><td>首页主要信息未填写</td><td>单项否决</td></tr>
<tr><td>诊断、手术操作名称未填写或填写错误</td><td>5</td></tr>
<tr><td>其他项目未填写或错误或不规范</td><td>0.5/处</td></tr>
</table>